家 庭 保 健 自 疗 全 书 最 新 彩 图 版

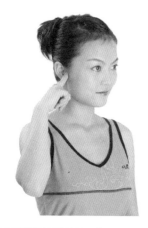
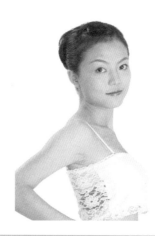
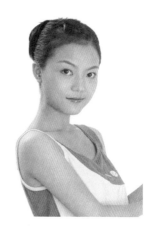

耳穴治病

闫明茹　韦兰兰 ◎编著

一学就会

ER XUE ZHI BING

YI XUE JIU HUI

U0273173

中国中医药出版社
·北 京·

图书在版编目（CIP）数据

耳穴治病一学就会 / 闫明茹，韦兰兰编著 . —北京：中国中医
药出版社，2016.4

（家庭保健自疗全书最新彩图版）

ISBN 978–7–5132–3137–4

Ⅰ . ①耳… Ⅱ . ①闫… ②韦… Ⅲ . ①耳—穴位疗法—图
解 Ⅳ . ① R245.9–64

中国版本图书馆 CIP 数据核字（2016）第 010562 号

中 国 中 医 药 出 版 社 出 版

北京市朝阳区北三环东路 28 号易亨大厦 16 层

邮政编码 100013

传真 010 64405750

北京瑞禾彩色印刷有限公司印刷

各地新华书店经销

*

开本 787×1092 1/16 印张 10.25 字数 188 千字

2016 年 4 月第 1 版 2016 年 4 月第 1 次印刷

书号 ISBN 978–7–5132–3137–4

*

定价 50.00 元

网址 www.cptcm.com

社长热线 010 64405720

购书热线 010 64065415 010 64065413

微信服务号 zgzyycbs

书店网址 csln.net/qksd/

官方微博 http://e.weibo.com/cptcm

淘宝天猫网址 http://zgzyycbs.tmall.com

出版说明

　　保健在中国有着悠久的历史，早在春秋战国时期的中医学经典著作《黄帝内经》中就全面地总结了先秦时期的养生经验，明确提出"圣人不治已病治未病"的养生观点。数千年来，历代的中医药学家和养生学家不断地积累和总结流传于民间的养生保健经验，形成了很多有效的传统养生保健方法，比如按摩、艾灸、拔罐、耳穴疗法、食疗、针灸、五禽戏、太极拳等。除针灸外，其他方法大多普通老百姓可以自行操作。经常使用这些简便易行的方法，对养生保健、强身健体、预防疾病有特殊的疗效。

　　为此，我们策划了这套《家庭保健自疗全书最新彩图版》丛书，分为《轻松按摩 一学就会》《轻松艾灸 一学就会》《轻松拔罐 一学就会》《耳穴治病 一学就会》《面诊治病 一学就会》，共5个分册。本套书全部选用彩色穴位图讲解，语言深入浅出，内容权威实用，从专业角度对中医传统治疗方法（如艾灸、拔罐、按摩等）进行了介绍，以简单易懂的语言讲述常见病症的保健和自疗法及操作技巧，更有日常生活中强身健体的贴心提示。

　　父母年事已高，做点什么能够益寿延年？儿女活泼可爱，怎么做才能健壮成长？你的他（她）每日操劳，做点什么能够对抗衰老？自己辛苦工作，怎么做才能减压防病？健康人怎么保健更合理？小毛病怎么自我调养好得快？在这套书里都能找到答案。

　　一书在手，让你远离疾病，健康常伴！

出版者

2016 年 1 月

CONTENTS 目 录 ▶▶▶

▶ **第一章　耳穴必修课 / 1**

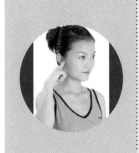

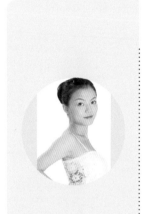

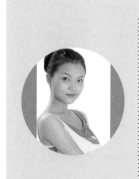

▶ 附　耳朵养生操 / 149

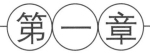

耳穴必修课

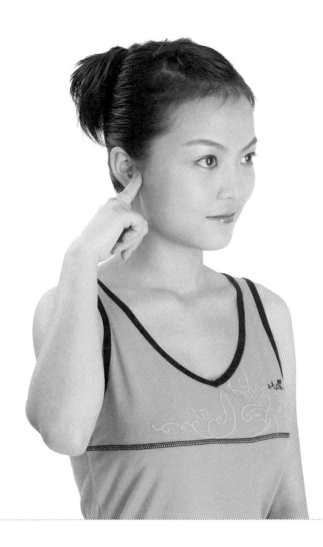

了解耳朵的结构

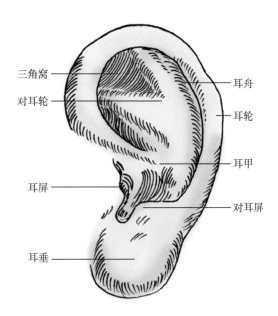

三角窝
对耳轮
耳屏
耳垂
耳舟
耳轮
耳甲
对耳屏

人的耳朵由三部分组成：外耳、中耳和内耳。外耳又包括耳郭和外耳道，我们经常说的"耳朵"，其实指的是我们眼睛所能看到的耳朵露在外面的那部分，也就是"耳郭"。在学习耳穴之前，我们先来了解一下耳朵的结构，也就是耳郭的结构。

耳垂：耳郭下端无软骨的部分，也是女孩子经常打耳洞、戴耳环的地方。

耳轮：耳郭最外缘的卷曲部分；其深入至耳甲内的横行突起部分叫耳轮脚，耳轮脚与耳轮之间的软骨隆起部分叫耳轮脚棘；耳轮脚棘前方的凹陷处叫耳轮脚切迹；耳轮后上方的膨大部分叫耳轮结节；耳轮与耳垂相交的部分称为耳轮尾；耳轮与耳垂后缘之间的凹陷处即轮垂切迹。

对耳轮：即与耳轮相对，呈"丫"字形隆起的部分；其下部呈上下走向的主体部分称为对耳轮体；上部有两分叉，向上分叉的一支叫对耳轮上脚，向下分叉的一支叫对耳轮下脚；对耳轮与对耳屏之间的凹陷处叫轮屏切迹。

三角窝：对耳轮上、下脚与耳轮之间围成的一形似三角形的凹陷。

耳舟：耳轮与对耳轮上脚、对耳轮体之间的凹陷部分。

耳甲：耳轮和对耳轮、对耳屏、耳屏及外耳门之间的凹陷部分，也就是老百姓俗称的耳窝；其被耳轮脚分为上下两部分，耳轮脚以上部分叫耳甲艇，以下部分叫耳甲腔。耳甲腔内与外耳道相接的孔窍叫外耳门。

耳屏：俗称"耳珠"，也叫"小耳朵"，外耳门前方呈瓣状突起的部分；其上缘与耳轮脚之间的凹陷部分叫屏上切迹。

对耳屏：耳垂上方与耳屏相对的呈瓣状突起的部分；其上部边缘的隆起部分叫对屏尖；对耳屏与耳屏之间的凹陷部分叫屏间切迹。

什么是耳穴

　　说到穴位，绝大多数人对它并不陌生，甚至也都体验过穴位治病；而说到耳穴，可能知道的人就不太多了，更谈不上亲身体验。其实，耳穴说白了就是分布在耳郭上的穴位，它与人体经络、脏腑是相通的，有着密切的关系。当人体发生疾病时，只要你稍加留意，就会发现在耳郭的相应部位有"阳性反应"，如压痛、变色、脱屑、变形、丘疹、结节等变化，这些阳性反应点不仅可对疾病预警，还可用于治疗，又称之为耳穴。耳朵看上去不大，但实际上内外分布着两百多个穴位。

　　耳穴在耳郭的分布是有一定规律的。人的耳朵酷似一个在子宫内倒置的蜷缩着的胎儿，头部朝下，臀部和脚朝上。从中医的角度讲，耳朵的各个部位连接反射着身体各部位，耳朵是一个"缩小版"的人体，是人体各组织器官的缩影。耳穴的分布规律是：与头部相应的耳穴分布在耳郭的下部，与胸、腹、躯干相应的耳穴分布在耳郭的中部，与臀、下肢相应的耳穴分布在耳郭的上部。具体地说，与头面部相应的耳穴分布在耳垂和对耳屏；与上肢相应的耳穴分布在耳舟；与躯干相应的耳穴分布在对耳轮体；与下肢相应的耳穴分布在对耳轮上、下脚；与内脏相应的耳穴多集中在耳甲艇和耳甲腔；与消化道相应的耳穴则分布在耳轮脚周围；与盆腔有关的耳穴分布在三角窝；与内分泌有关的耳穴多分布在屏间切迹。

常用的耳穴有哪些

在学习常用的耳穴定位和主治病症之前，我们首先要了解耳郭各部分的分区，只有这样，大家在学习耳穴定位时才能更好地理解及找准穴位。

1. 耳郭的分区

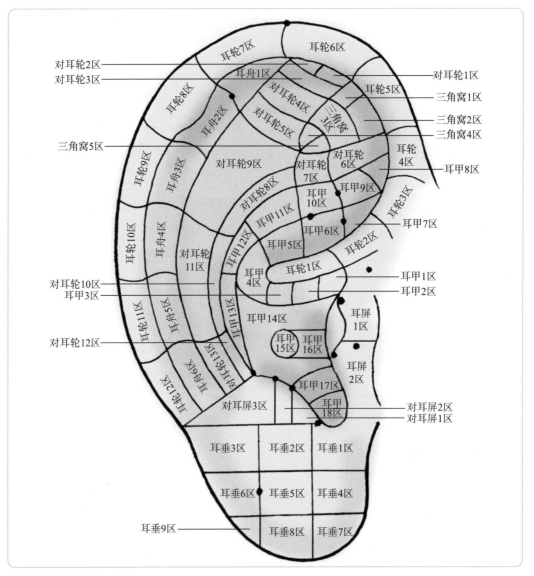

【耳轮部分分区】

耳轮部分分为 12 区。耳轮脚为耳轮 1 区；耳轮脚切迹到对耳轮下脚上缘分为 3 等分，自下而上依次为耳轮 2 区、3 区、4 区；对耳轮下脚上缘到对耳轮上脚前缘为耳轮 5 区；对耳轮上脚前缘到耳尖为耳轮 6 区；耳尖到耳轮结节上缘为耳轮 7 区；耳轮结节上缘到耳轮结节下缘为耳轮 8 区；耳轮结节下缘至轮垂切迹分为 4 等分，自上而下依次为耳轮 9 区、10 区、11 区、12 区。

【耳舟部分分区】

耳舟部分分为 6 区，即 6 等分，自上而下依次为耳舟 1 区、2 区、3 区、4 区、5 区、6 区。

【对耳轮部分分区】

对耳轮部分分为 13 区。对耳轮上脚自上而下分为 3 等分，下部、中部分别为对耳轮 5 区、4 区；上部自上而下又分为 2 等分，其下部为对耳轮 3 区，上部的后 1/2 为对耳轮 2 区，前 1/2 为对耳轮 1 区。对耳轮下脚自前向后分为 3 等分，中部、前部为对耳轮 6 区，后部为对耳轮 7 区。对耳轮上、下脚分叉处至轮屏切迹自上而下分为 5 等分，上 2 等分的前 1/4 为对耳轮 8 区，后 3/4 为对耳轮 9 区；中 2 等分的前 1/4 为对耳轮 10 区，后 3/4 为对耳轮 11 区；下 1 等分的前 1/4 为对耳轮 12 区，后 3/4 为对耳轮 13 区。

【三角窝部分分区】

三角窝部分分为 5 区。三角窝自前向后分为 3 等分，前部自上而下又分为 3 等分，上 1 等分为三角窝 1 区，中、下 2 等分为三角窝 2 区；中部为三角窝 3 区；后部的上 1/2 为三角窝 4 区，下 1/2 为三角窝 5 区。

【耳屏部分分区】

耳屏部分分为 4 区。耳屏内、外侧面自上而下各分为 2 等分，即外上、外下、内上、内下，依次为耳屏 1 区、2 区、3 区、4 区。

【对耳屏部分分区】

对耳屏部分分为4区。对耳屏外侧面及其后部由对屏尖垂线分为2部分，前部自前向后又分为2等分，依次为对耳屏1区、2区；后部为对耳屏3区。对耳屏内侧面为对耳屏4区。

【耳甲部分分区】

耳甲部分分为18区。

设耳轮脚切迹至对耳轮下脚间中、上1/3相交耳轮处为A点，耳轮脚消失处向后作一水平线与对耳轮前缘相交处为D点，该水平线的中、后1/3交界处为B点，外耳道口后缘上1/4与下3/4交界处为C点。将A、B、C三点连成一条曲线。

BC线前段与耳轮脚下缘间自前向后分为3等分，依次为耳甲1区、2区、3区。ABC线前方，耳轮脚消失处为耳甲4区。AB线前段与耳轮脚上缘及部分耳轮内缘间自后向前分为3等分，依次为耳甲5区、6区、7区。对耳轮下脚下缘前、中1/3交界处与A点连线的前方为耳甲8区。AB线前段与对耳轮下脚下缘间耳甲8区以后的部分，前1/2为耳甲9区，后1/2为耳甲10区。耳甲10区后缘与BD线之间的上1/2为耳甲11区，下1/2为耳甲12区。轮屏切迹至B点连线的后方为耳甲13区。以耳甲腔中央为圆心，圆心与BC线间距离的1/2为半径作一圆形区域，即耳甲15区。以15区的最高点及最低点分别向前作切线，切线间的部分为耳甲16区。15、16区周围为耳甲14区。对耳屏1区、2区在其上部边缘的交界点与外耳门最低点连线的下部，分为上、下2等分，依次为耳甲17、18区。

【耳垂部分分区】

耳垂部分分为9区。屏间切迹下缘水平线与耳垂下缘最低点间作两条等距离平行线，再于上方平行线上引两条垂直等分线，将耳垂分为9区，由前到后上部依次为耳垂1区、2区、3区，中部依次为耳垂4区、5区、6区，下部依次为耳垂7区、8区、9区。

2. 常用的耳穴

【耳轮部分耳穴】

耳中：在耳轮脚处，即耳轮1区。主治呃逆、皮肤病、小儿遗尿、咯血、内脏疼痛。

直肠：在耳轮脚棘前上方的耳轮处，即耳轮2区。主治腹泻、便秘、痔疮、脱肛。

尿道：在直肠穴上方的耳轮处，即耳轮3区。主治遗尿、尿频、尿急、尿痛、尿潴留。

外生殖器：在尿道穴上方的耳轮处，即耳轮4区。主治外阴瘙痒、阴道炎、睾丸炎。

肛门：在三角窝前方的耳轮处，即耳轮5区。主治痔疮、肛周脓肿、肛裂。

耳尖：在耳郭向前对折的耳轮上部尖端处，即耳轮6、7区交界处。主治发热、高血压、急性结膜炎、麦粒肿、失眠、痤疮。

结节：在耳轮结节处，即耳轮8区。主治头晕、头痛、高血压。

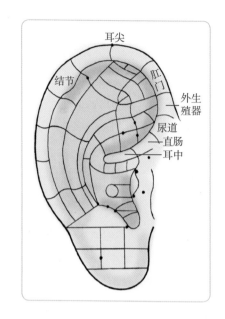

【耳舟部分耳穴】

指：在耳舟最上方，即耳舟1区。主治指部疾患、甲沟炎、冻疮。

腕：在指区的下方，即耳舟2区。主治腕部疾患。

风溪：在耳轮结节内前方，指区与腕区之间，即耳舟1、2区交界处。主治皮肤病、哮喘、过敏性鼻炎、痤疮。

肘：在腕区的下方，即耳舟3区。主治肘部疾患、肱骨外上髁炎。

肩：在肘区的下方，与屏上切迹同水平的耳舟处，即耳舟4、5区。主治肩关节周围炎、肩部疼痛、落枕。

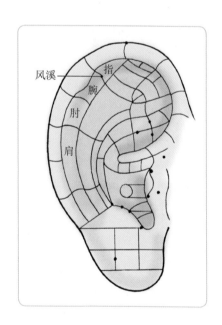

【对耳轮部分耳穴】

跟：在对耳轮上脚的前上部，即对耳轮1区。主治足跟痛。

趾：耳尖下方，对耳轮上脚的后上部，即对耳轮2区。主治足趾部疼痛麻木、甲沟炎。

踝：在趾区和跟区下方，即对耳轮3区。主治踝部疾患、踝关节扭伤。

膝：在对耳轮上脚的中 1/3 处，即对耳轮4区。主治膝部疾患。

坐骨神经：在对耳轮下脚的前 2/3 处，即对耳轮6区。主治坐骨神经痛。

交感：在对耳轮下脚与耳轮内侧交界处，即对耳轮6区前端。主治内脏疼痛、心悸、失眠、多汗。

臀：在对耳轮下脚的后 1/3 处，即对耳轮7区。主治臀部疾患、坐骨神经痛。

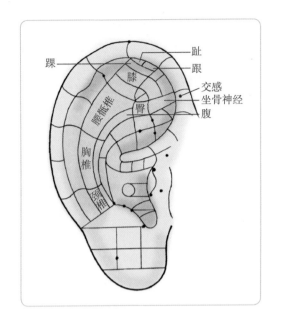

腹：在对耳轮体前部的上 2/5 处，即对耳轮8区。主治腹痛、腹胀、腹泻、便秘。

腰骶椎：在对耳轮体的后上 2/5 处，即对耳轮9区。主治腰骶部疾患、急慢性腰扭伤。

胸椎：在对耳轮体的中后 2/5 处，即对耳轮11区。主治胸胁疼痛、乳腺炎、经前乳房胀痛、产后泌乳不足。

颈椎：在对耳轮体的后下 1/5 处，即对耳轮13区。主治颈椎病、落枕。

【三角窝部分耳穴】

角窝上：在三角窝前 1/3 的上部，即三角窝1区。主治高血压。

内生殖器：在三角窝前 1/3 的下部，即三角窝2区。主治月经不调、痛经、白带过多、遗精、阳痿、早泄、前列腺炎。

神门：在三角窝后 1/3 的上部，对耳轮上、下脚分叉处稍上方，即三角窝4区。主治失眠、眩晕、咳嗽、哮喘、各种痛症。

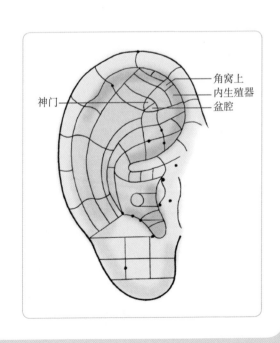

盆腔：在三角窝后 1/3 的下部，即三角窝5区。主治盆腔炎、附件炎。

【耳屏部分耳穴】

上屏：在耳屏外侧面的上 1/2 处，即耳屏 1 区。主治咽炎、单纯性肥胖症。

下屏：在耳屏外侧面的下 1/2 处，即耳屏 2 区。主治鼻炎、单纯性肥胖症。

外耳：在屏上切迹前方近耳轮部，即耳屏 1 区上缘处。主治外耳道炎、中耳炎、耳鸣。

屏尖：在耳屏游离缘的上部尖端处，即耳屏 1 区后缘处。主治发热、牙痛、咽炎、扁桃体炎。

外鼻：在耳屏外侧面中部，即耳屏 1、2 区之间。主治鼻炎、鼻部痤疮。

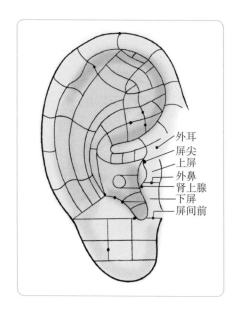

肾上腺：在耳屏游离缘的下部尖端处，即耳屏 2 区后缘处。主治低血压、风湿性关节炎、咳嗽、哮喘、休克、腮腺炎。

咽喉：在耳屏内侧面的上 1/2 处，即耳屏 3 区。主治咽部疾患。

内鼻：在耳屏内侧面的下 1/2 处，即耳屏 4 区。主治鼻炎、副鼻窦炎。

屏间前：在屏间切迹的前下方，耳屏最下部，即耳垂 1 区和耳屏 2 区相交处。主治眼部疾患。

【对耳屏部分耳穴】

屏间后：在屏间切迹后下方，即耳垂 2 区和对耳屏 1 区相交处。主治眼部疾患。

额：在对耳屏外侧面的前部，即对耳屏 1 区。主治头痛、头晕、失眠、额窦炎。

颞：在对耳屏外侧面的中部，即对耳屏 2 区。主治偏头痛、头晕。

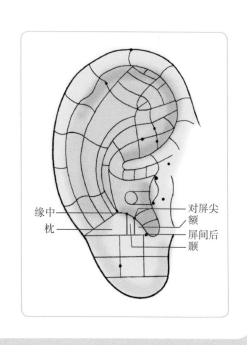

枕：在对耳屏外侧面的后部，即对耳屏 3 区。主治头痛、头晕、失眠、哮喘、神经衰弱。

皮质下：在对耳屏内侧面，即对耳屏 4 区。主治各种痛症、失眠、神经衰弱、哮喘、耳鸣。

对屏尖：在对耳屏游离缘的尖端，即对耳屏1、2、4区交点处。主治哮喘、气管炎、腮腺炎、皮肤瘙痒。

缘中：在对耳屏游离缘上对屏尖与轮屏切迹中点，即对耳屏2、3、4区交点处。主治遗尿、月经不调、功能性子宫出血。

【耳甲部分耳穴】

口：在耳轮脚下方的前1/3处，即耳甲1区。主治口腔炎、牙周炎、面瘫。

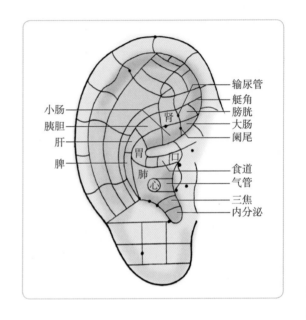

食道：在耳轮脚下方的中1/3处，即耳甲2区。主治食道炎、食道痉挛。

胃：在耳轮脚消失处，即耳甲4区。主治胃炎、胃溃疡、失眠、牙痛、痤疮。

小肠：在耳轮脚上方与AB线之间的中1/3处，即耳甲6区。主治腹痛、消化不良、心悸。

大肠：在耳轮脚上方与AB线之间的前1/3处，即耳甲7区。主治便秘、腹泻、咳嗽、痤疮。

阑尾：在小肠区与大肠区之间，即耳甲6、7区交界处。主治单纯性阑尾炎。

艇角：在对耳轮下脚下方前部，即耳甲8区。主治前列腺炎、尿道炎。

膀胱：在对耳轮下脚下方中部，即耳甲9区。主治膀胱炎、遗尿、尿潴留、腰痛、坐骨神经痛。

肾：在对耳轮下脚下方后部，即耳甲10区。主治腰痛、耳鸣、遗精、阳痿、早泄、神经衰弱、遗尿症、月经不调。

输尿管：在肾区与膀胱区之间，即耳甲9、10区交界处。主治输尿管结石绞痛。

胰胆：在耳甲艇的后上部，即耳甲11区。主治胰腺炎、糖尿病、胆囊炎、胆石症、带状疱疹、耳鸣。

肝：在耳甲艇的后下部，即耳甲12区。主治胁痛、肝炎、月经不调、痛经、更年期综合征、高血压、痤疮。

脾：在 BD 线下方，耳甲腔的后上部，即耳甲 13 区。主治腹胀、腹泻、便秘、食欲不振、失眠。

心：在耳甲腔正中凹陷处，即耳甲 15 区。主治心绞痛、心悸、失眠、神经衰弱、口舌生疮。

气管：在心区与外耳门之间，即耳甲 16 区。主治咳喘、咽炎。

肺：在心区与气管区的周围，即耳甲 14 区。主治咳喘、痤疮、皮肤瘙痒、荨麻疹、便秘。

三焦：在外耳门后下方，肺区与内分泌区之间，即耳甲 17 区。主治便秘、水肿、单纯性肥胖症。

内分泌：在屏间切迹内，耳甲腔底部，即耳甲 18 区。主治月经不调、痛经、更年期综合征、痤疮、黄褐斑、糖尿病。

【耳垂部分耳穴】

牙：在耳垂正面前上部，即耳垂 1 区。主治牙痛、牙周炎。

舌：在耳垂正面中上部，即耳垂 2 区。主治舌炎、口腔炎。

颌：在耳垂正面后上部，即耳垂 3 区。主治颞颌关节功能紊乱症。

垂前：在耳垂正面前中部，即耳垂 4 区。主治神经衰弱、牙痛。

眼：在耳垂正面中央部，即耳垂 5 区。主治青光眼、近视、麦粒肿、急性结膜炎。

内耳：在耳垂正面后中部，即耳垂 6 区。主治中耳炎、耳鸣、耳聋。

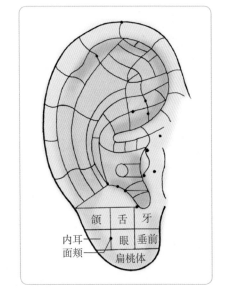

面颊：在耳垂正面，眼区与内耳区之间，即耳垂 5、6 区交界处。主治面瘫、痤疮、腮腺炎。

扁桃体：在耳垂正面下部，即耳垂 7、8、9 区。主治扁桃体炎、咽炎。

学会观察耳郭的变化

当人体生病时，便会在耳郭的相应部位产生各种预警信号，即"阳性反应"。这些"阳性反应"归纳起来，可分为变色、变形、丘疹、血管充盈和脱屑 5 种类型。学会观察耳穴的变化，就是要看懂这 5 种类型，只有看懂这 5 种"阳性反应"，才能够判断身体是否健康，什么部位"有毛病"。

【变色】

常见的变色有鲜红、暗红、苍白、晦暗等，表现为点状或片状改变。多见于胃炎、消化性溃疡、肠炎、肺炎、心脏病、高血压等疾病。

【变形】

常见的变形有结节状隆起、点状或圆形状凹陷、条索状隆起或凹陷等。多见于肝肿大、结核病、肿瘤、胃下垂、胆石症、骨质增生等疾病。

【丘疹】

丘疹即小的突起，常见的丘疹有水疱样丘疹（似鸡皮疙瘩）、白色丘疹、丘疹样红晕等。多见于妇科疾病、肠道疾病、慢性肾炎、阑尾炎、慢性支气管炎等疾病。

【血管充盈】

常见的血管充盈有血管局部充盈或扩张，特别清晰，呈暗紫色或青紫色等。多见于冠心病、心肌梗死、高血压、血管瘤、支气管扩张等疾病。

【脱屑】

常见的脱屑有白色糠皮样皮屑，不易擦去。多见于各种皮肤病、便秘、更年期综合征等疾病。

家庭实用的耳穴疗法

在学习完常用的耳穴定位和主治病症，以及了解耳穴的常见变化后，下面就该介绍耳穴疗法了。耳穴疗法，说白了就是运用耳穴治病的方法。虽然耳穴疗法很多，但不是每一种方法都适用于家庭，现将一些家庭实用、简单易学、经济易行的耳穴疗法介绍如下。

1. 耳穴压丸法

【材料准备】

（1）首选王不留行籽（药店有售），若没有亦可以油菜籽、小米、西米等替代。

（2）选用耳压板（药店有售），耳压板为一有机玻璃板，被划割成多个 0.6 厘米 ×0.6 厘米的小方格，每个小方格中间有一呈半球状的凹窝。

（3）将王不留行籽填满耳压板上各凹窝，一粒王不留行籽对应一处凹窝，再将胶布贴敷整个耳压板，然后用刀片沿着各条画线割开，则每一小方格胶布上均粘有一粒王不留行籽。

（4）若没有耳压板时，亦可将胶布剪成 0.6 厘米 ×0.6 厘米的小方块，然后将一粒王不留行籽贴敷在小块胶布的中央。

【治疗方法】

（1）用火柴棍或大头针的大头压迫所选取的各耳穴区域，寻找出压痛最敏感点，然后按压敏感点片刻，使留下压痕以利于贴敷。

（2）用 75% 的医用酒精棉球擦拭消毒全耳郭。

（3）待酒精干后，左手固定耳郭，右手用镊子夹取粘有王不留行籽的胶布，对准敏感点贴敷。

（4）采用耳压手法对各耳穴进行按压。常用的耳压手法有如下 4 种：

①对压法：用食、拇指指腹分置耳郭正、背面，相对压迫贴于耳穴的丸，并作左右或圆形移动，至出现胀、痛、热、酸等感觉，一旦找到胀痛最敏感点，则持续对压半

分钟左右。本法刺激强烈,适用于急性病症及体质较壮实者。

②直压法:用指尖垂直按压穴丸,至产生胀痛感,持续按压半分钟左右,间隔片刻,重复按压 3 ~ 5 次。此法刺激亦较强烈。

③点压法:用指尖一压一松间断按压穴丸,压松间隔约 0.5 秒,以略感胀痛为宜,每次按压 1 分钟。本法为弱刺激,适用于慢性病及体质差者。

④轻揉按摩法:用指腹呈顺时针方向轻轻压丸旋转,以胀重略痛感为度,每次按压 0.5 ~ 1 分钟。此法刺激最轻,适用于久病体虚、年老体弱者。

(5)慢性病隔日换贴耳穴 1 次,急性病每日贴压 1 次,每次选取一侧耳穴,两耳交替,5 ~ 10 次为 1 个疗程,视病情而定。

2. 耳穴放血法

【材料准备】

三棱针或一次性采血针(药店均有售)。

【治疗方法】

(1)上下反复按摩全耳郭,使其充血发热潮红。

(2)用 75% 的医用酒精棉球擦拭消毒全耳郭及三棱针或一次性采血针。

(3)待酒精干后,左手固定耳郭放血部位,右手持三棱针或一次性采血针,点刺穴位 2 毫米左右。

(4)挤压针孔周围使血液自然流出 5 ~ 10 滴,如黄豆粒大小,用消毒干棉球拭去。

(5)放血完毕用消毒干棉球按压针孔止血。

(6)每周 2 ~ 3 次放血,两耳交替,急性病时可双侧同时放血,每日 1 次,5 ~ 7 次为 1 个疗程,视病情而定。

3. 耳灸法

【材料准备】

艾条(药店有售)。

【治疗方法】

（1）细艾条灸：将普通艾条拆散成艾绒，再将艾绒用自制卷烟的方法制成很细的艾条，点燃细艾条一端，对准所选的耳穴，距离约2厘米，以感到温热不灼烫为度，可以固定不动施灸（温热灸），也可以起落式地施灸（雀啄灸），每穴艾灸5～10分钟。

（2）全耳艾温灸：点燃普通艾条一端，用温热灸法或雀啄灸法温灸全耳郭，灸至全耳郭显著充血有灼热感为度。

（3）急性病每日施灸1次，慢性病隔日1次，两耳交替施灸，5～10次为1个疗程，视病情而定。

4. 耳穴按摩法

耳穴按摩法主要分为手指按摩法和器械按摩法。手指按摩法将在"耳朵养生操"中予以介绍，这里不再阐述。

【材料准备】

火柴棍或牙签。

【治疗方法】

用火柴棍或牙签钝头，对准所选的耳穴进行按压，按压轻重以能忍受酸、胀、痛、麻感为度，每穴按摩数分钟，若是治疗急性痛证，可持续按压至疼痛缓解或消失。

耳穴疗法的适用范围

耳穴的治疗范围非常广泛，遍及人体呼吸、循环、消化、神经、内分泌、泌尿、免疫等各系统疾病。耳穴疗法不仅适用于人体的功能性疾病，对器质性疾病及病毒、细菌所致的一些感染性疾病也有很好的疗效。

1. 各种疼痛性疾病

（1）外伤性疼痛：如扭伤、挫伤、骨折、脱臼等疼痛。

（2）神经性疼痛：如头痛、偏头痛、三叉神经痛、肋间神经痛、带状疱疹、坐骨神经痛。

（3）手术后疼痛：如脑外、五官、胸、腹、四肢等术后所产生的伤口痛、疤痕痛。

（4）各类晚期肿瘤所致的疼痛。

2. 各种炎症性疾病

如中耳炎、急性结膜炎、疱疹性角膜炎、牙周炎、化脓性牙髓炎、咽喉炎、扁桃体炎、腮腺炎、气管炎、肺炎、胃炎、肠炎、阑尾炎、胆囊炎、盆腔炎、睾丸炎、风湿性关节炎、面神经炎、各种疮疡等。

3. 功能紊乱性疾病

如眩晕、多汗、神经衰弱、失眠、心律不齐、胃肠功能紊乱、月经不调、闭经、阳痿、遗精、早泄、遗尿、膈肌痉挛（呃逆）等。

4. 变态反应性疾病

如哮喘、过敏性鼻炎、过敏性结肠炎、过敏性紫癜、过敏性休克、荨麻疹、风湿热、血清病等。

5. 内分泌代谢性疾病

如糖尿病、单纯性肥胖症、甲状腺功能亢进、单纯性甲状腺肿、亚急性甲状腺炎、更年期综合征等。

6. 传染性疾病

如流行性感冒、流行性腮腺炎、流行性乙型脑炎、流行性脑膜炎、百日咳、猩红热、疟疾、细菌性痢疾等。

7. 各种慢性疾病

如高血压、冠心病、高脂血症、颈椎病、肩周炎、腰椎间盘突出症等。

8. 其他

如产后乳汁不足、输血（或输液）反应、戒断综合征（戒烟、酒、毒）等。

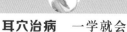

哪些人不宜耳穴治疗

1. 患有各种出血性疾病（如血友病、血小板减少性紫癜）、妇女月经期、贫血、神经过敏、年老体弱者，不宜用耳穴放血法。

2. 孕妇妊娠5个月内不宜用强刺激手法或疗法。5～9个月内的孕妇不宜刺激内生殖器、内分泌、盆腔、腹等穴，以防引起流产或早产。对有习惯性流产的孕妇，整个妊娠期均应慎用耳穴治疗。

3. 耳郭有明显炎症如湿疹、溃疡、冻疮破溃等情况时，应禁用耳穴治疗，以免炎症扩散。

4. 大饥、大饱、大醉、大累、严重贫血、大失血、大病、房事后、年老体弱、精神紧张及严重心脏病、高血压者，均不宜用强刺激手法或疗法。

耳穴疗法常见反应

当对耳穴进行治疗时，由于耳穴是与人体经络、脏腑相通的，故人体常常会出现各种反应，如耳部反应、患病部位反应、循经反应，甚至全身反应等。

【耳部反应】

刺激耳穴时，耳穴常有胀、痛、酸、麻、热等感觉，尤以疼痛为主。刺激耳穴数分钟后，耳郭局部或全耳郭逐渐出现充血发热的现象，称为耳穴"得气"反应，一般出现上述反应均表明疗效较好。

【患部反应】

刺激耳穴后，有的患病部位或相应脏腑自觉有舒适的热流运动感，有的患部肌肉会出现不自主运动，如坐骨神经痛患者会感到一种热或凉的舒服感沿着坐骨神经运动等。一旦出现这些患部反应，疾患可随之缓解或改善，疗效明显提高。

【循经反应】

刺激耳穴时，有些患者可出现循经感传反应（如酸、麻、蚁行感、热流或凉流感等），有的患者循经感传反应可一直通达患病部位。凡出现循经感传者，疗效均较好。

【全身反应】

刺激耳穴时，还会出现全身反应。如耳尖穴放血后，高血压患者在血压下降的同时，全身也会感到轻爽、舒适。凡有明显全身反应者，疗效较好。

【闪电反应】

当出现急性疼痛时，找准某一耳穴敏感点进行刺激，疼痛可能会像闪电一样即刻消失或极大减轻，从而获得又快又好的疗效。

【连锁反应】

用耳穴治疗某一疾患时，该病在获得缓解和痊愈的过程中，身体其他病症也会得到缓解和痊愈，称为"连锁反应"。如刺激耳穴治疗面瘫，随着面瘫症状的缓解和痊愈，失眠、食欲不佳的病症也随之好转和痊愈。

【延缓反应】

耳穴治疗停止后，刺激耳穴产生的效果并不随着治疗的停止而结束，病症仍在逐渐好转和改善，称为"延缓反应"。

【疲劳反应】

用耳穴治疗时开始感觉疗效很好，治疗一段时间后往往感觉疗效大不如前，这是因为耳穴"疲劳"了，这时停止耳穴治疗几日，再重新开始，疗效又感明显。所以耳穴治疗时，疗程间需要休息几日，休息期间不对耳穴进行任何刺激。

异常情况怎样处理

刺激耳穴治疗疾病时，有时会出现一些异常情况，虽然几率极低，但大家应该知道一旦出现怎样处理、如何预防。

1. 晕灸

晕灸者极少见，但也有极少数患者在艾灸耳穴时出现晕灸，即突然头昏、眼花、恶心、面色苍白、手脚冰凉、血压降低、心慌汗出，甚至晕倒等。

【原因】

多因初次施灸精神紧张、恐惧或空腹、疲劳、体质虚弱、姿势不当、艾灸刺激过重、诊室空气混浊、气压低或天气闷热等引起。

【处理】

（1）轻度晕灸的处理：停止施灸，将患者扶至空气流通处，静卧片刻，也可给予温热开水或热茶饮服，消除紧张心理，即可自行恢复。

（2）重度晕灸的处理：停止施灸，使患者平躺，解开衣领腰带，抬高双腿，头部放低（不用枕头）。可用艾条在百会穴（头顶，两耳尖连线的中点）做雀啄式温灸，不宜离头皮太近，以免烫伤，直至知觉恢复，症状消退。必要时可立即送医诊治。

【预防】

对初次施灸的患者，施灸前要做好有关艾灸治疗的解释工作，消除顾虑，精神放松；对饥饿患者，施灸前应适当进食；对过度疲劳患者，应先休息，至体力基本恢复后方可施灸。

施灸过程中，要注意留心观察，一旦发现有先兆晕灸症状，应立即处理。施灸结束后，患者最好休息5～10分钟后方可活动。

2. 异常感觉

个别患者耳穴压丸后会出现异常疼痛，或有头痛、张口困难、肢体发凉、全身麻木等异常感觉。

耳穴异常疼痛其实是找对耳穴敏感点的表现。如患者尚能忍受，则无需处理，随着病症的好转，疼痛也会随之减轻；如患者难以忍受，只需将丸向旁边稍加推动，使对耳穴的刺激减弱即可。刺激耳穴出现异常感觉者，一般疗效均较好，且异常感觉会自行缓解和消除。

如何找准穴位

找准穴位，可以说耳穴治疗已经成功了一半。可见，找准穴位对提高耳穴治疗的疗效至关重要。

那怎样才能算是找准穴位呢？机械地按照耳穴的解剖部位压准或刺准或灸准耳穴，都不能算是找准穴位。只有在耳穴的区域内找到敏感点，对该点进行压丸、点刺放血、艾灸或按摩，那才算是找准穴位。因此，找准穴位就指的是压准或刺准或灸准这个耳穴区域内的最敏感点。

这就要求大家在治疗前仔细地寻找耳穴敏感点。可选用火柴棍或大头针的大头按压耳穴穴区，寻找出压痛最敏感点；或者用肉眼观察耳穴穴区，寻找其阳性反应部位，一般出现阳性反应的部位也是压痛最敏感处。如急性胃炎时，常在两耳郭胃区出现点状或片状红晕，有光泽，用火柴棍按压红晕处会较按压胃区其他部位有更明显的刺痛感，因此该阳性反应部位就是敏感点所在。

耳穴治病需要注意什么

1. 治疗前，必须注意治疗工具（如三棱针或一次性采血针）的消毒，以及耳郭的常规消毒。

2. 耳穴压丸时，注意防止胶布潮湿和污染，以防感染。对胶布过敏的个别患者（局部可出现痒、红或丘疹），可改用其他耳穴疗法，或加贴压风溪穴。

3. 按压时不可采用使劲搓动压丸的方法，以免引起皮肤破损，造成感染。如因操作不当引起感染，只需取下压物后，局部涂以消炎软膏即可，同时暂停耳穴压丸。

4. 夏季汗多，耳穴贴压时间不宜太长，应勤更换。

5. 耳穴放血前，注意要按摩全耳郭，使其充血，否则不易出血。

6. 耳穴放血时，注意针刺深度，不宜过深；注意放血滴数，不宜太多。

7. 耳穴放血后，要注意用干棉球充分按压止血，尽量减少汗液或水湿污染创口。

8. 对于有动脉硬化、高血压的老年患者，耳穴放血后半小时内应注意观察有否因血压下降而造成机体不适应的情况出现。

9. 耳穴艾灸时，应注意用石棉布或玻璃片或薄瓷片隔开头发，以免不慎燃着头发或烧伤头皮。

10. 耳穴艾灸时以灸至皮肤发红稍有灼痛但不起疱为佳。如因操作不当造成烧灼起疱，可用蛋黄油或獾油涂抹，注意不要破皮，以免继发感染，小水疱可任其自行吸收。

11. 用器械按摩耳穴时，注意不要刺破皮肤，以防感染。

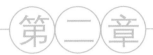

轻轻松松祛除常见病症

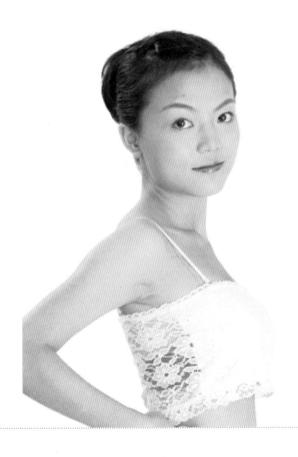

感 冒

感冒，俗称"伤风"，起病较急，常见咽部干痒或灼痛、喷嚏、鼻塞、流涕、咳嗽，一般无发热及全身症状，或仅有低热、头痛等症状。中医认为，感冒是人体卫外功能减弱、风邪侵袭人体所致，由于人体感受邪气之不同，感冒又分为风寒、风热两大类。

选用耳穴

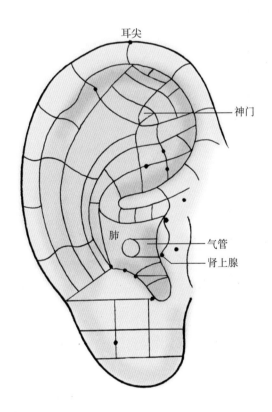

耳尖

神门

肺

气管

肾上腺

方法 1：耳穴压丸法

Step 1 取穴

选取肺、气管、肾上腺、神门、内鼻、咽喉耳穴。

Step 2 操作

在穴区内寻找敏感点，常规消毒耳郭皮肤后，将粘有王不留行籽的胶布对准耳穴敏感点贴压，采用对压手法，以压至耳部发热、明显胀痛为宜。每次贴一侧耳穴，隔日换贴另一侧耳穴。每日自行按压耳穴 3 ~ 5 次。

方法 2：耳穴放血法

Step 1 取穴

选取耳尖穴。

Step 2 操作

按摩全耳郭使之充血发热，常规消毒耳郭皮肤及三棱针或一次性采血针后，持三棱针或一次性采血针点刺耳尖穴，放血 5 ~ 10 滴后，用消毒干棉球止血。每日 1 次，病情缓解后可隔日 1 次，每次取一侧耳穴，两耳交替。本法适用于发热病人，若高热不解，可双侧耳穴同时放血。

专家点评

肺、气管、鼻、咽喉均为感冒病变部位，贴压肺穴可增强人体肺脏卫外功能，抵御外邪侵袭；气管穴清热止咳；内鼻穴宣通鼻窍、止涕；咽喉穴清喉利咽。肾上腺穴能增强人体抗病能力，与神门穴合用可加强清热、消炎、止痛的作用。耳尖穴放血能开窍泻热、凉血止痛。诸穴合用，可增强人体肺卫功能，祛除病邪，感冒得以痊愈。

贴心提示

1 注意休息，每日大量饮水。

2 饮食宜清淡，多吃富含维生素 C 的水果，如橙子、猕猴桃、柚子等。

3 可配合药膳进行治疗。

（1）葱姜外擦方：葱白、生姜各 30 克，食盐 5 克，一起捣成糊状，加入适量白酒调匀，用纱布包好，涂擦胸、背、肘窝、腘窝及手心、足心。

（2）苏叶生姜茶：紫苏叶 3 ~ 6 克，生姜 3 克，洗净切碎，放入茶杯内，冲入沸水 200 ~ 300 毫升，加盖泡 10 分钟，再放入红糖 15 克搅匀，趁热饮用。

咳　嗽

　　咳嗽是一种常见的呼吸系统病症，常表现为刺激性干咳或咳嗽伴见咳痰，痰液或稀薄色白，或黏稠而黄。中医认为，咳嗽的病因可分为外感、内伤两大类，不论是外邪侵袭，还是脏腑功能失调，均伤及肺，以致肺气不清，失于宣肃，肺气上逆而引起咳嗽。

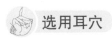 选用耳穴

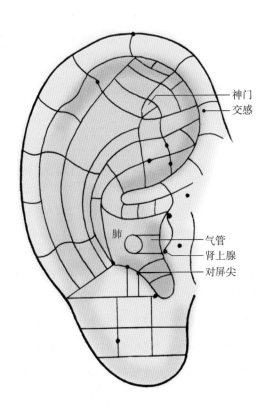

方法：耳穴压丸法

1 取穴

选取肺、气管、肾上腺、对屏尖、神门、交感耳穴。

2 操作

在穴区内寻找敏感点，耳郭常规消毒后，对准耳穴敏感点压丸，采用对压强刺激手法，以压至耳部发热、明显胀痛为宜。每次贴一侧耳穴，隔日换贴另一侧耳穴，两耳交替，直至咳嗽基本控制。每日自行按压耳穴不少于 3 次。

专家点评

中医学认为，咳嗽病位在肺，因肺失宣肃、肺气上逆所致，故贴压肺穴为从根本论治，理气而宣肺；气管穴可祛痰止咳；肾上腺穴可清热消炎、解痉止咳；对屏尖穴以往称为"平喘"穴，为止咳要穴，可清热利肺、止咳平喘；神门穴可镇咳，尤适用于干咳无痰或痰少者；交感穴可解痉镇咳。因此，诸穴配合，可使咳嗽得解，痰液得除。

贴心提示

1. 少吃过咸和过甜的食物，禁食辛辣、油炸食品以及冷食、冷饮，忌食花生、瓜子、巧克力等零食。

2. 多喝水，充足的水分可帮助稀释痰液，使痰易于咳出。

3. 可适当吃些梨、苹果、柚子、枇杷等水果，但不宜过多。

4. 可配合药膳进行治疗——贝母冰糖粥（将粳米 50 克放入锅中，加适量水，用大火煮沸，再改文火熬至半熟时，放入贝母粉 10 克及适量冰糖，煮至熟烂即可，可止咳化痰）。

哮　喘

哮喘的症状有咳嗽、喘息、呼吸困难、胸闷、咳痰等，典型的表现为发作性伴有哮鸣音的呼气性呼吸困难，可持续数分钟至数小时。中医认为，哮喘多因宿痰潜伏于肺，遇外邪侵袭或饮食不当等诱因，以致痰阻气道、肺失肃降、气道挛急而发病。

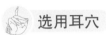 选用耳穴

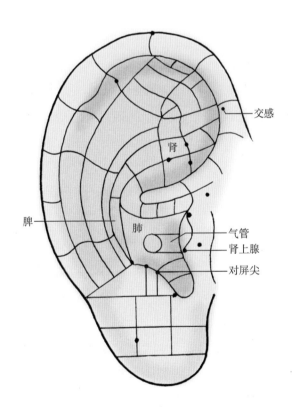

方法：耳穴压丸法

Step 1　取穴

选取肺、气管、肾上腺、对屏尖、交感、肾、脾耳穴。

Step 2　操作

在穴区内寻找敏感点，耳郭常规消毒后，对准耳穴敏感点贴压王不留行籽（也可用白芥子），采用点压手法，以略感胀痛为宜。每次贴一侧耳穴，隔 2～4 日换贴另一侧耳穴，两耳交替，10 次为 1 个疗程。每日自行按压耳穴不少于 3 次。

专家点评

哮喘反复发作，迁延难愈，人体肺、脾、肾三脏皆致亏虚，故贴压肺、脾、肾三穴以补肺、健脾、益肾，固本除痰；对屏尖穴为平喘主穴，与肾上腺穴合用可抗过敏、抗感染、解痉平喘；气管穴为相应部位取穴，与交感穴相配有松弛支气管平滑肌的作用。上述耳穴合用，标本同治，固本除痰，解痉平喘，从而解除哮喘。

 贴心提示

1. 保持良好乐观的情绪。
2. 避免接触刺激性气体及易导致过敏的灰尘、花粉、食物、药物等。
3. 饮食宜清淡，忌生冷、肥腻、辛辣、海鲜等食物，戒烟、酒。
4. 平日进行散步、慢跑或太极拳等体育锻炼。
5. 可配合药膳进行治疗——茯苓大枣粥（将茯苓粉 90 克、红枣 10 枚、粳米 150 克一并放入锅中，加水适量，大火烧沸，再改用文火煮至粥熟，可补中益气、健脾利水，适用于咳嗽气短、动则气促、腰酸耳鸣等哮喘病人）。

高血压

　　高血压是一种以体循环动脉血压升高为特征的疾病，早期常表现为头痛、眩晕、耳鸣、心悸、气短、失眠、肢体麻木等症状，后期可导致心脏、血管、脑和肾等器官多种病变。中医认为，高血压与肝、肾两脏有关，主要发病机理是肝肾阴虚、肝阳上亢。

选用耳穴

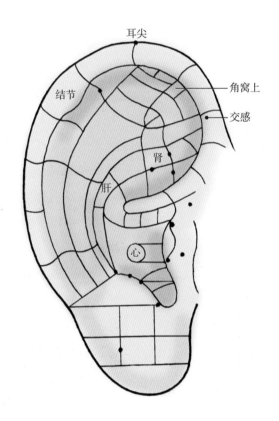

方法1：耳穴压丸法

 取穴

选取肝、肾、角窝上、结节、交感、皮质下、心耳穴。

② 操作

在穴区内寻找敏感点，耳郭常规消毒后，对准耳穴敏感点压丸，采用点压手法，以略感胀痛为度。每次贴一侧耳穴，隔2～4日换贴另一侧耳穴，两耳交替，10次为1个疗程。每日自行按压耳穴不少于3次。

 方法2：耳穴放血法

① 取穴

选取耳尖穴。

② 操作

按摩全耳郭使之充血、发热，常规消毒耳郭皮肤及三棱针或一次性采血针后，持三棱针或一次性采血针点刺耳尖穴，放血5～10滴后，用消毒干棉球止血。每日或隔日1次，每次取一侧耳穴，两耳交替，10次为1个疗程。

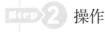 **专家点评**

高血压主要病位在肝、肾两脏，故贴压肝穴，可疏肝理气、清肝泻火以降压；肾穴可滋补肾阴；角窝上穴与结节穴均可平肝息风，为降压之要穴；交感穴能调节植物神经功能；皮质下穴可调节紊乱的大脑皮层功能；心主血脉，故贴压心穴以补心益气，恢复正常的心血管功能；耳尖穴放血可清脑明目、镇痛降压。诸穴相配，可降低血压，解除症状。

贴心提示

1. 保证充足睡眠，注意劳逸结合。

2. 眩晕发作时，应卧床休息，少作或不作旋转、弯腰等动作，以免诱发或加重病情。

3. 饮食以清淡易消化为宜，多吃蔬菜、水果，忌辛辣、油腻之品，戒烟、酒。

4. 每晚用温水洗脚后，用双手拇指按摩或屈指点压双足涌泉穴（位于足底，在足掌的前1/3处）3～5分钟，可补肾降压、强身健体。

5. 可配合药膳进行治疗——雪羹汤（将荸荠、海蜇头各1～2两洗去盐分，煮汤饮服，有良好的降血压作用）。

冠心病

　　冠心病以心前区发作性憋闷、疼痛为主要表现，轻者仅感胸部沉闷或不适，重者疼痛剧烈，常伴有心悸、气短、呼吸不畅、面色苍白、手脚冰凉、出冷汗等症状。中医认为，冠心病的病位以心为主，由于心脉痹阻不畅所致。

选用耳穴

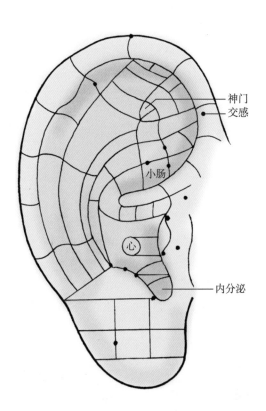

神门
交感
小肠
心
内分泌

方法：耳穴压丸法

Step 1 取穴

选取心、小肠、交感、皮质下、神门、内分泌耳穴。

Step 2 操作

在穴区内寻找敏感点，耳郭常规消毒后，对准耳穴敏感点压丸，采用点压手法，以略感胀痛为度。每次贴一侧耳穴，隔2～4日换贴另一侧耳穴，两耳交替，7次为1个疗程。每日自行按压耳穴3～5次。

专家点评

中医认为，心主血脉，而心与小肠又互为表里，故贴压心、小肠两穴以补心血、强心气；交感穴能调节植物神经功能，皮质下穴可调节神经高级中枢功能，两穴合用可帮助缓解症状；神门穴与内分泌穴均有宁心安神的作用，可改善心脏血供情况，缓解冠状动脉痉挛。上述耳穴合用，可加强血液运行，改善心肌缺血、缺氧状态，缓解症状。

贴心提示

1. 保持心情愉快，避免精神过度紧张或情绪激动。

2. 宜低盐饮食，多吃水果及富含纤维的食物，如芹菜、菠菜、南瓜等，不要吃太饱，应戒烟，少饮酒。

3. 养成良好的大便习惯，保持大便通畅。

4. 进行适当的体育锻炼，一般以太极拳、散步、气功操为宜。

5. 可配合药膳进行治疗——灵芝三七饮（将灵芝30克放入砂锅中，加适量清水，微火煎熬1小时，取汁，兑入三七粉4克和山楂汁200毫升即成，早晚服1次，可益气、活血、止痛）。

胃 痛

胃痛以胃脘近心窝处发生疼痛为主要表现，常伴有打嗝、胀气、恶心、呕吐、腹泻、胸闷等症状。中医认为，胃痛的发病常与情志不舒、饮食失调、劳累、受寒等因素有关，主要发病机理是气机郁滞、胃失濡养，"不通则痛"。

选用耳穴

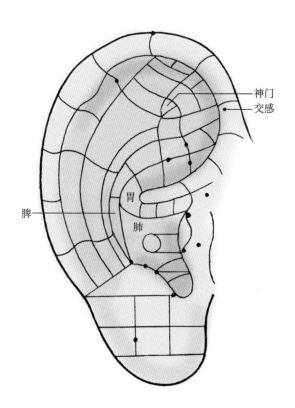

神门
交感
胃
脾
肺

方法：耳穴压丸法

 取穴

选取胃、脾、交感、肺、神门、皮质下耳穴。

操作

在穴区内寻找敏感点，耳郭常规消毒后，对准耳穴敏感点压丸，胃、脾、肺穴采用轻揉按摩手法，以有酸重或轻微胀痛感为度，其余穴位用对压强刺激手法，以感明显胀痛、发热为宜。每次贴一侧耳穴，隔 2～4 日换贴另一侧耳穴，两耳交替，10 次为 1 个疗程。胃溃疡患者自行按压耳穴最好在每次疼痛发作前或刚开始时，效果较好，一直按压至疼痛缓解或消失。

 专家点评

胃痛的关键病变脏腑在胃，而脾、胃两脏又同为人体后天之本，且互为表里脏腑，故贴压脾、胃两穴以健脾、和胃、止痛；交感穴可调节植物神经功能，解痉镇痛；有研究证明，肺穴与体内黏膜有关，可促进胃黏膜的修复；神门穴、皮质下穴相配，可镇静止痛，是镇痛的要穴，尤适用于疼痛明显者。因此，诸穴合用，可通调气机，和胃健脾，"通则不痛"。

 贴心提示

1.饮食要有规律，每日三餐均应定时，间隔时间合理；急性胃痛患者应尽量少食多餐。

2.多食清淡的食品，少食肥甘及各种刺激性食物，如含酒精及香料的食品，戒烟、酒。

3.每天可捏一捏小腿肚内侧 1/3 处的肌肉部分，先自上而下按捏，再自下而上，各 15～30 次为宜，以自觉有较强的酸痛感为度，每日 1～3 次。

4.可配合药膳进行治疗——桂皮山楂汤（将山楂肉 10 克放入砂锅中，加适量清水，煎煮 15 分钟后，放入桂皮 6 克，待山楂肉将熟熄火，滤汁放入红糖 30 克，调匀饮服）。

呕　吐

呕吐以呕出食物、痰涎、水液，或干呕为主要表现，常伴有腹部不适、恶心、泛酸、食欲不佳等症状。中医认为，呕吐多因胃失和降，胃气上逆，以致胃中之物从口吐出。呕吐有虚、实之分，一般认为偶然发生的呕吐为实呕，反复发作的则为虚呕。

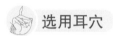 **选用耳穴**

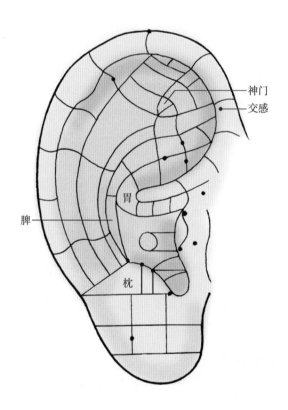

神门
交感
胃
脾
枕

方法：耳穴压丸法

STEP 1 取穴

选取胃、神门、交感、皮质下、枕、脾耳穴。

STEP 2 操作

在穴区内寻找敏感点，耳郭常规消毒后，对准耳穴敏感点压丸，虚呕采用轻揉按摩手法，以有酸重或轻微胀痛感为度；实呕用对压强刺激手法，以感明显胀痛、发热为宜。每次贴一侧耳穴，隔 2～4 日换贴另一侧耳穴，两耳交替，10 次为 1 个疗程。患者除每日自行按压耳穴 3～5 次外，一旦出现恶心呕吐则随时按压耳穴止吐。

专家点评

胃穴为相应部位取穴，交感穴能调节植物神经功能，皮质下穴可调节紊乱的大脑皮层功能，与神门穴合用，具有和胃降逆、镇静止呕的功效；脾穴可健脾益胃、降逆止呕；枕穴有镇痛止呕的作用。上述耳穴相配，可使胃气安和，呕吐自止。

贴心提示

1. 避免进食不洁净食物，不暴饮暴食，忌食生冷、辛辣、香燥之品。

2. 注意劳逸结合，避免精神刺激。

3. 可配合药膳进行治疗。

（1）内金麦芽汤：将鸡内金 10 克、炒麦芽 15 克放入砂锅中，加适量清水，煮沸后再煎煮 15 分钟即可，取汁温服，可治疗一切饮食所伤之呕吐。

（2）姜藕饮：将鲜藕 90 克与生姜 10 克分别捣烂，绞取汁液，混匀后徐徐饮用，可用于恶心呕吐、心烦、口渴、喜饮凉水等胃热型呕吐。

呃 逆

呃逆，俗称"打嗝"，以喉间呃呃连声、声音短促而频繁、令人不能自止为主要表现，常伴有腹胀、嗳气等症状。中医认为，呃逆的病位在膈，病变的关键脏腑却在于胃，因胃失和降，胃气上逆动膈，上冲喉间，发生呃逆。

 选用耳穴

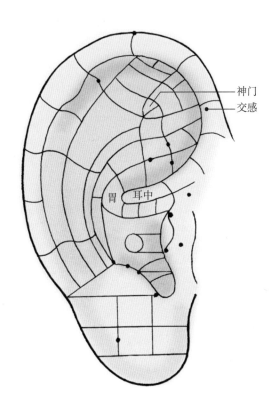

神门
交感
胃 耳中

方法1：耳穴按摩法

Step 1 取穴

选取耳中穴。

Step 2 操作

在耳中穴区域内寻找敏感点，用火柴棍或牙签钝头或食指的指甲尖，按压或掐住耳穴敏感点数分钟，以能忍受酸、胀、痛、麻感为度，直至呃逆停止。

方法2：耳穴放血法

Step 1 取穴

选取耳中、胃、神门、交感耳穴。

Step 2 操作

先在耳中穴和胃穴区域内寻找敏感点，耳郭常规消毒后，对准敏感点压丸，采用对压强刺激手法，以有明显酸、痛、热、胀感为宜，若呃逆不止，再贴压神门穴和交感穴。患者应经常自行按压耳穴，直至呃逆停止。

专家点评

耳中穴以往称为"膈"穴，与胃穴一样均为相应部位取穴，两穴合用可理气和胃、降逆平呃；神门穴可镇静止逆；交感穴可调节植物神经功能，抑制膈肌兴奋。因此，诸穴合用，可抑制膈肌兴奋，缓解膈肌痉挛，呃逆自止。

贴心提示

1. 保持精神舒畅，避免大喜、大怒等精神刺激。

2. 饮食宜清淡，避免过饥、过饱，呃逆发作时应进食易消化的食物。

3. 可采用分散注意力或憋气、喝水的方法来制止呃逆。

4. 可配合药膳进行治疗——嚼服生姜片或饮用生韭菜汁。

便 秘

便秘的临床表现为大便干结、排便费力、排便次数减少，可伴有腹胀、腹痛、食欲减退、暖气、口臭等症状。中医认为，便秘是大肠传导失常所致，有虚、实之分，一般认为大便干结、排出困难、体质壮实者为实秘，大便不干、排便无力、年老体虚者为虚秘。

 选用耳穴

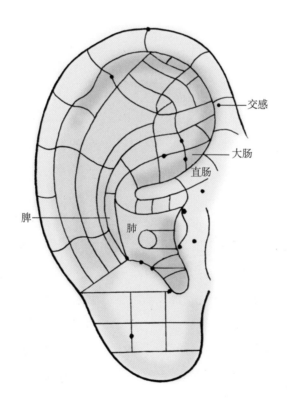

方法1：耳穴压丸法

Step**1** 取穴

选取大肠、直肠、交感、肺、脾耳穴。

Step**2** 操作

在穴区内寻找敏感点，耳郭常规消毒后，对准耳穴敏感点压丸，虚秘采用轻揉按摩手法，以有酸重或轻微胀痛感为度；实秘用对压强刺激手法，以感明显胀痛、发热为宜。每次贴一侧耳穴，隔2～4日换贴另一侧耳穴，两耳交替，10次为1个疗程。每日自行按压耳穴3～5次。

 方法2：耳灸法

Step**1** 取穴

选取大肠、直肠、交感耳穴。

Step**2** 操作

将普通艾条一端点燃，对准上述耳穴区（因大肠、直肠、交感三穴距离很近，形似一三角形区域，故艾灸时对准此区域灸即可），距离约2厘米，采用雀啄灸法。每日一次，艾灸5～10分钟，以皮肤发红、温热不灼烫为度。每次灸一侧耳穴，隔日换灸另一侧耳穴，两耳交替，10次为1个疗程。此法适用于老人、产妇、久病体虚的虚秘病人。

 专家点评

便秘的病位在大肠，故贴压大肠穴、直肠穴为相应部位取穴，可恢复肠道正常的蠕动功能，使大便顺畅而出；大、小肠和直肠均受植物神经控制，而交感穴可调节植物神经功能；肺与大肠互为表里脏腑，清肺热可泻大肠之热，补肺气可增强大肠传导功能，故配用肺穴；脾穴可健脾通便。因此，诸穴相配，可恢复肠道正常的蠕动功能，解除便秘。

 贴心提示

1. 养成定时排便的习惯。

2. 多吃粗粮及含纤维素多的新鲜蔬菜、水果；多喝水，可每天早晨空腹喝一杯温淡盐水或蜂蜜水。

3. 可选择散步、慢跑、打球、打太极拳等适合自己的体育运动。

4. 注意不要过度疲劳，学会释放压力，有规律地生活，时刻保持轻松愉快的心情。

5. 可配合药膳进行治疗——百合蜂蜜糊（将百合250克放入锅中，加适量清水，煮成糊状后，再加入适量蜂蜜，拌匀后食用，每日1次）。

腹 泻

腹泻以大便清稀为主要特征，大便次数可较平时增多，或不多，常兼有腹胀、腹痛、食欲减退等症状。中医认为，腹泻的发病机理关键在于脾虚湿盛。腹泻也有虚、实之分，一般认为突然发生的腹泻多为实泄，反复发作的则为虚泄。

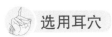 选用耳穴

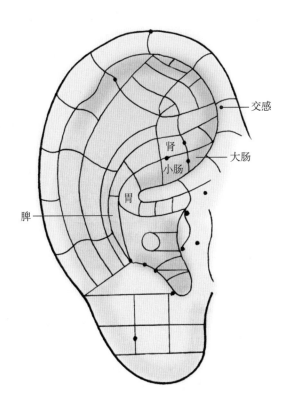

方法1：耳穴压丸法

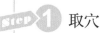 Step 1 取穴

选取大肠、小肠、胃、脾、肾、交感、皮质下耳穴。

Step 2 操作

在穴区内寻找敏感点，耳郭常规消毒后，对准耳穴敏感点压丸，虚泄采用轻揉按摩手法，以有酸重或轻微胀痛感为度；实泄除胃、脾、肾三穴用轻揉按摩手法外，其余均用对压强刺激手法，以感明显胀痛、发热为宜。每次贴一侧耳穴，隔日换贴另一侧耳穴，两耳交替，7～10次为1个疗程。每日自行按压耳穴3～5次。

方法2：耳灸法

Step 1 取穴

选取大肠、小肠、胃、脾、肾耳穴。

Step 2 操作

将普通艾条一端点燃，对准上述耳穴区（因上述耳穴集中分布在耳甲及耳轮脚周围，故艾灸时对准耳甲及耳轮脚周围灸即可），距离约2厘米，采用雀啄灸法。每日1次，艾灸5～10分钟，以皮肤发红、温热不灼烫为度。每次灸一侧耳穴，隔日换灸另一侧耳穴，两耳交替，7～10次为1个疗程。此法适用于虚泻病人。

专家点评

大肠穴、小肠穴为相应部位取穴，故贴压大、小肠两穴以恢复正常的肠道吸收和排泄功能；脾、胃为后天之本，肾为先天之本，故取此三穴以补肾、健脾、益胃，强身健体，扶正祛邪；交感穴可调节植物神经功能，皮质下穴可调节紊乱的大脑皮层功能，两穴合用可共同调整紊乱的胃肠功能。上述耳穴合用，可健运脾胃，祛除湿邪，则腹泻自解。

贴心提示

1. 养成良好的饮食卫生习惯，不喝生水，不宜吃太多的瓜果及冷食、冷饮。

2. 适当补充一些营养丰富、易消化的食物，多喝温淡盐水、菜汤、米汤等。

3. 平时进行适当的体育锻炼，以增强体质。

4. 可配合药膳进行治疗。

（1）山药粥：将山药30克切碎、炒熟，糯米30克水浸一夜后，共煨粥，每日服1～2次，空腹服，可补脾益气、散寒止泻，适用于虚寒久泻者。

（2）扁豆粥：取新鲜扁豆30克、粳米100克，共煨粥。适用于暑天腹泻者。

糖尿病

糖尿病以血糖增高为主要特点，典型患者可出现多饮、多食、多尿、消瘦等表现，即"三多一少"症状。中医认为，糖尿病的病变脏腑主要在于肺、胃（脾）、肾，尤以肾最为关键，主要发病机理是阴津亏损、燥热偏胜，即以阴虚为本、燥热为标。

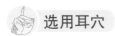 **选用耳穴**

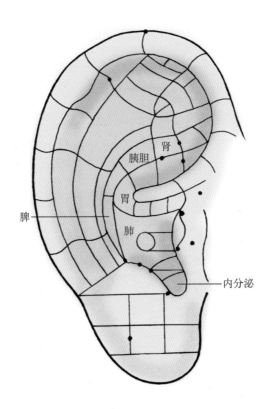

方法：耳穴压丸法

 1 取穴

选取胰胆、内分泌、肾、肺、脾、胃耳穴。

2 操作

在穴区内寻找敏感点，耳郭常规消毒后，对准耳穴敏感点压丸，病程短者采用对压强刺激手法，以感明显胀痛、发热为宜；病程长者用轻揉按摩手法，以有酸重或轻微胀痛感为度。每次贴一侧耳穴，隔2～4日换贴另一侧耳穴，两耳交替，10次为1个疗程。每日自行按压耳穴3～5次。

专家点评

糖尿病是因胰岛素分泌不足所引起的代谢紊乱疾病，故贴压胰胆穴以调节紊乱的胰岛功能；内分泌穴可恢复正常胰岛素分泌；肺、胃（脾）、肾为糖尿病的病变脏腑，故贴压肺、胃、脾、肾四穴以清胃润肺、健脾补肾、养阴生津，共同提高人体抗病能力，调节糖代谢功能。因此，诸穴合用，可清热润燥、养阴生津，血糖得以正常。

贴心提示

1. 饮食宜以适量米、麦、杂粮，配以蔬菜、豆类、瘦肉、鸡蛋等，定时定量进餐。

2. 忌食糖类，戒烟、酒、浓茶及咖啡等。

3. 保持心情愉快、平和，生活要有规律，少熬夜。

4. 平时要加强体育锻炼。

5. 可配合药膳进行治疗——猪胰淡菜汤（将淡菜45～80克洗净，再用清水浸泡约20分钟后捞出，放入锅中，加适量清水，用大火煮，待煮沸10分钟后，加入猪胰1条同煲，待猪胰熟透即可服食）。

高脂血症

高脂血症是指血中胆固醇和（或）甘油三酯水平过高或高密度脂蛋白胆固醇过低。轻症患者通常没有任何不舒服的感觉，较重时会出现头晕、胸闷、气短、心慌等症状，最终会导致冠心病、脑卒中等疾病。中医认为，高脂血症是因肝、脾、肾三脏功能失调，以致痰浊和瘀血内阻而成。

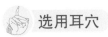 选用耳穴

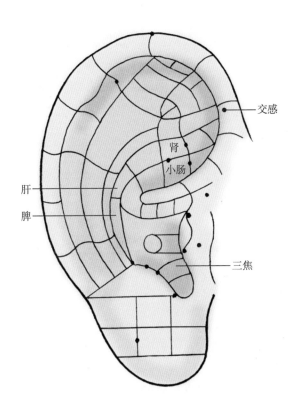

方法：耳穴压丸法

Step 1 取穴

选取肝、脾、肾、三焦、小肠、交感、皮质下耳穴。

Step 2 操作

在穴区内寻找敏感点，耳郭常规消毒后，对准耳穴敏感点压丸，病程短者采用对压强刺激手法，以感明显胀痛、发热为宜；病程长者用轻揉按摩手法，以有酸重或轻微胀痛感为度。每次贴一侧耳穴，隔2~4日换贴另一侧耳穴，两耳交替，10次为1个疗程。每日自行按压耳穴3~5次。

专家点评

高脂血症与肝、脾、肾三脏有关，故贴压肝、脾、肾三穴以健脾和胃、滋肾养肝、化痰祛瘀，改善血脂代谢功能；三焦穴可调理上、中、下三焦，小肠穴可促进小肠的吸收功能，两穴合用可共同调节紊乱的血脂代谢；交感穴可调节植物神经功能，皮质下穴可调节紊乱的大脑皮层功能，有效改善症状。诸穴相配，可健脾、滋肾、养肝，改善血脂代谢。

贴心提示

1. 选择胆固醇含量低的食品，如蔬菜、豆制品、瘦肉、海蜇等，多吃含纤维素多的蔬菜。

2. 做菜少放油，尽量以蒸、煮、凉拌等烹调方法为主；限制甜食摄入；戒烟，少饮酒。

3. 加强体力活动和体育锻炼，控制体重。

4. 避免精神过度紧张。

5. 可配合药膳进行治疗——决明菊花茶（将草决明子5克炒至微膨带有香味后，捣碎，纱布包好，加适量清水煮沸，再放入菊花5克同煎几分钟即可。代茶饮，一次饮完后再加入开水冲泡，直至无味即可弃之）。

失 眠

　　失眠是以经常不能获得正常睡眠为主要特点，常表现为入睡困难，或早醒、醒后无法再入睡，或整夜不能入睡，或恶梦不断，或容易被惊醒，或醒后精力没有恢复、疲乏不解。中医认为，失眠与心有关，多由于心神失养或心神不安所致。

选用耳穴

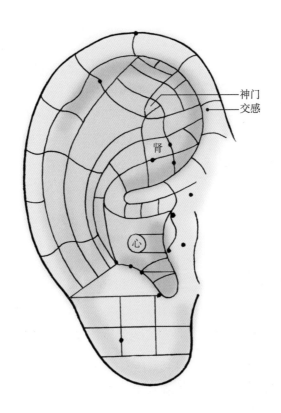

神门
交感
肾
心

方法：耳穴压丸法

Step 1 取穴

选取神门、心、肾、皮质下、交感耳穴。

Step 2 操作

在穴区内寻找敏感点，耳郭常规消毒后，对准耳穴敏感点压丸，采用轻揉按摩手法，以有酸重或轻微胀痛感为度。每次贴一侧耳穴，隔 2 ~ 4 日换贴另一侧耳穴，两耳交替，10 次为 1 个疗程。严重失眠者可两侧耳穴同时压丸。每日自行按压耳穴 3 ~ 5 次，晚上睡觉前最好再按压 1 次。

专家点评

神门穴可镇静安神，改善大脑的血供情况，减轻头昏头痛、健忘多梦等症状；心主神明为火脏，肾藏精为水脏，故贴压心、肾二穴以使水火相济，则神志得以安宁；皮质下穴可调节紊乱的大脑皮层功能；交感穴能调节植物神经功能，帮助改善烦躁、紧张等症状。因此，对上述耳穴压丸，可有效改善睡眠状态，延长睡眠时间，提高睡眠质量。

贴心提示

1. 睡前半小时不再用脑，不宜看情节紧张的电视节目、电影或书籍。

2. 睡前不喝咖啡、浓茶，不抽烟，不喝酒，晚餐不要吃太饱。

3. 睡前洗热水澡或用 40℃ ~ 50℃ 的温水泡脚，可促进血液循环，有助于睡眠。

4. 卧室应保持安静、黑暗，室温不宜太高，15℃ ~ 24℃ 最为适合，枕头也不宜太高，床铺软硬应适宜。

5. 可配合药膳进行治疗——猪心安神汤（将猪心 1 个，酸枣仁、茯苓各 15 克，远志 5 克一并放入锅中，加适量清水，炖至猪心熟透即可）。

头 痛

头痛是以患者自觉头部疼痛为特征的一种常见病症，以偏头痛者居多，可表现为突然发作、痛无休止，或反复发作、时痛时止。中医认为，头痛的病位在头，与肝、脾、肾三脏有关，主要发病机理是脉络闭阻、清窍不利。

选用耳穴

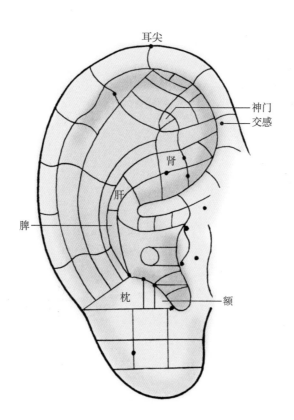

方法1：耳穴压丸法

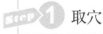 **取穴**

选取神门、皮质下、枕、额、交感、肝、脾、肾耳穴。

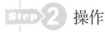 **操作**

在穴区内寻找敏感点，耳郭常规消毒后，对准耳穴敏感点压丸，气血虚者（有头痛、头晕、心悸、气短、乏力等症状）采用轻揉按摩手法，以有酸重或轻微胀痛感为度；其余用对压或直压手法，以感明显胀痛、发热为宜。每次贴一侧耳穴，隔2～4日换贴另一侧耳穴，两耳交替，10次为1个疗程。每日自行按压耳穴3～5次。

 方法2：耳穴放血法

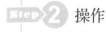 **取穴**

选取耳尖穴。

操作

按摩全耳郭使之充血、发热，常规消毒耳郭皮肤及三棱针或一次性采血针后，持三棱针或一次性采血针点刺耳尖穴，放血5～10滴后，用消毒干棉球止血。每日或隔日1次，每次取一侧耳穴，两耳交替，直至头痛缓解。本法适用于突然发作、痛无休止的外感头痛者。

 专家点评

神门穴、皮质下穴是镇痛要穴，故贴压神门、皮质下两穴以镇静止痛；头痛的病位在头，枕穴、额穴为相应部位取穴，交感穴可调节植物神经功能，三穴配伍可缓解血管痉挛，减轻头痛症状；肝穴、脾穴、肾穴可滋阴、养血、补虚、缓急止痛；耳尖穴放血可祛风清热、解痉止痛。诸穴合用，可祛除外邪，滋阴、养血、补气，头痛自除。

贴心提示

1. 禁食火腿、干奶酪、保存过久的野味，少摄入牛奶、巧克力、乳酪、咖啡、浓茶，戒烟，少喝酒。

2. 保持心情愉快，避免精神过度紧张。

3. 保持稳定的作息时间，定期参加体育活动。

4. 可配合药膳进行治疗——绿精茶（将绿茶1克、谷精草10克一并放入锅中，加适量清水，煮沸约5分钟后，去渣，加入适量蜂蜜，取汁即成，可祛风止痛，适合各种原因引起的头痛患者服用）。

眩 晕

眩晕以头晕、眼花为主要表现，轻者闭目可止，重者如坐车船，旋转不定，不能站立，可伴有恶心、呕吐、汗出、面色苍白等症状。中医认为，眩晕是由于脑髓空虚，或痰火上犯，清窍失养所致，其发病以虚证居多。

选用耳穴

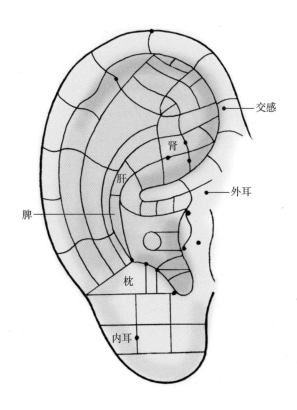

方法：耳穴压丸法

STEP 1 取穴

选取肝、肾、脾、枕、交感、内耳、外耳耳穴。

Step 2 操作

在穴区内寻找敏感点，耳郭常规消毒后，对准耳穴敏感点压丸，采用点压或轻揉按摩手法，以略感酸胀或沉重刺痛为度。每次贴一侧耳穴，隔 2 ～ 4 日换贴另一侧耳穴，两耳交替，10 次为 1 个疗程。每日自行按压耳穴 3 ～ 5 次。

专家点评

眩晕与肝、肾、脾三脏关系密切，故贴压肝、肾、脾三穴以平肝息风、滋阴补肾、健脾祛痰，从根本上治疗眩晕；枕穴是治疗眩晕的经验穴，可镇静安神、息风止晕；交感穴可调节植物神经功能；内耳穴、外耳穴可疏通耳部经络，调气补血，适用于伴有耳鸣、耳聋的美尼尔氏病。诸穴配伍，可清火、滋阴、潜阳，止晕定眩。

贴心提示

1. 保证充足睡眠，注意劳逸结合。

2. 饮食宜少盐，避免刺激性食物及烟、酒。

3. 发作时，应卧床休息，室内宜安静，空气要通畅，光线尽量暗些。

4. 可配合药膳进行治疗。

（1）龙眼鸡子粥：将龙眼肉 50 克、鸡蛋 1 个、大枣 30 枚、适量粳米一并放入锅中，加适量清水，同煮服食，可用于气血不足之眩晕。

（2）天麻炖猪脑：将天麻 10 克、猪脑 1 个一并放入炖盅内，加适量清水，隔水炖熟服食，可用于高血压、肝阳上亢之眩晕。

面　瘫

面瘫，又叫面神经麻痹、面神经炎，俗称"歪嘴巴""吊线风"等，主要症状是口眼㖞斜，多伴有耳后疼痛、流涎、言语不清等症状。中医认为，面瘫多由外感风寒侵袭面部经络，气血痹阻，筋肌弛缓不收所致。

 选用耳穴

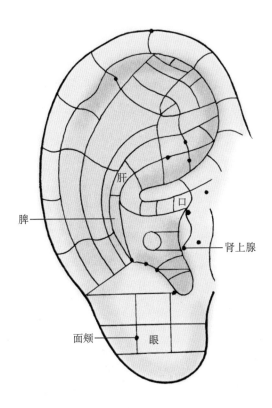

方法：耳穴压丸法

Step 1 取穴

选取面颊、口、眼、肝、皮质下、肾上腺、脾耳穴。

Step 2 操作

在穴区内寻找敏感点，耳郭常规消毒后，对准耳穴敏感点压丸，采用对压强刺激手法，以感明显胀痛、发热为宜。每次贴一侧耳穴，隔 2 ～ 4 日换贴另一侧耳穴，两耳交替，10 次为 1 个疗程。每日自行按压耳穴 3 ～ 5 次，边按压，边主动或被动活动患侧面肌。

专家点评

面颊穴、口穴、眼穴为相应部位取穴，故贴压面颊、口、眼三穴以调节面部经络运行，气血调和，改善口眼喝斜症状；肝穴可柔肝调血，养筋和脉；"脾主肌肉"，故贴压脾穴以濡养瘫痪的面部表情肌；皮质下穴、肾上腺穴可消炎，提高人体抵抗力，促进面神经康复。上述耳穴合用，可濡养筋肌，调和气血，恢复正常面容。

贴心提示

1. 多吃新鲜蔬菜、粗粮等，忌生冷、油腻、辛辣、刺激性食物等。

2. 每晚睡前用 40℃ ～ 50℃的热水泡脚并加足底按摩。

3. 用热毛巾敷脸，每晚 3 ～ 4 次，勿用冷水洗脸，遇风、雨、寒冷时注意头部保暖。

4. 进行功能性锻炼，如抬眉、双眼紧闭、鼓气、张大嘴、努嘴等。

5. 保持心情平和、愉快，保证充足睡眠，适当运动。

6. 可配合药膳进行治疗——参芪乌鸡汤。将党参 15 克、黄芪 15 克、田七 10 克、乌鸡 1/4 只（除去皮脂）、生姜 2 片一并放入锅中，煲汤饮食，适于面瘫恢复期气血较弱的患者服用。

戒烟综合征

　　戒烟综合征是指戒烟后出现的烦躁不安、头昏头痛、心慌焦虑、呵欠连作、全身疲乏、昏昏欲睡、感觉迟钝等一系列症状。中医认为，戒烟综合征是因长期吸入有毒之物，致使机体阴阳失去平衡，一旦突然中断，则导致脏腑经络气血失调。

选用耳穴

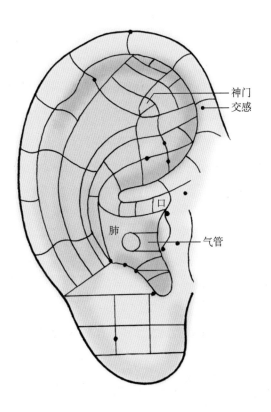

神门
交感
口
肺
气管

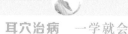

 方法：耳穴压丸法

Step 1 取穴

选取肺、口、气管、神门、交感、皮质下耳穴。

Step 2 操作

在穴区内寻找敏感点，耳郭常规消毒后，对准耳穴敏感点压丸，采用对压强刺激手法，以感明显胀痛、发热为宜。每次贴一侧耳穴，隔 2 ~ 4 日换贴另一侧耳穴，两耳交替，5 ~ 7 次为 1 个疗程。每日自行按压耳穴 3 ~ 5 次，如出现吸烟的念头时，应及时按压，直至"烟瘾"消失。

专家点评

肺穴、口穴、气管穴为相应部位取穴，故贴压肺、口、气管三穴以理气宣肺、止咳化痰；神门穴可镇静安神，促进大脑分泌内啡肽，削弱人体对尼古丁的依赖作用，有效地控制烟瘾发作；皮质下穴可调节紊乱的大脑皮层功能；交感穴能调节植物神经功能，帮助改善烦躁、焦虑等症状。因此，诸穴配伍，可宁心安神，调和阴阳，顺利度过戒烟期。

贴心提示

1. 多吃富含维生素 E 的食物，如全麦面包、硬果类、蔬菜、水果、豆类、谷类等；少吃甜食和含高胆固醇以及高脂肪的食品。

2. 当烟瘾犯时，可以用喝水、嚼口香糖、吃零食等替代方法来打消吸烟的念头。

3. 要有坚定的戒烟信心与决心，避免与吸烟的人在一起。

4. 加强体育锻炼，以转移吸烟的欲望。

5. 可配合药膳进行治疗——糖渍白萝卜（将白萝卜洗净切丝，挤掉汁液后，加入适量白糖拌匀即可，每天早晨吃一小盘）。

水 肿

水肿以头面、眼睑、四肢、腹背，甚至全身浮肿为特征，轻者仅眼睑或足胫浮肿，重者全身皆肿，甚至腹大胀满。中医认为，水肿的病理变化主要在肺、脾、肾三脏，肺失肃降、脾失健运、肾失气化，均可导致体内水液潴留，泛滥肌肤。

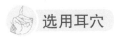 选用耳穴

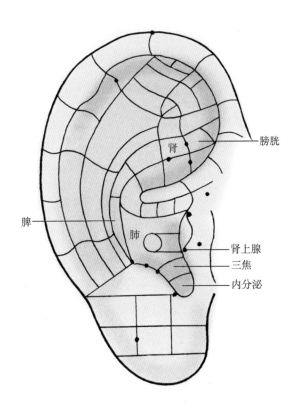

方法1：耳穴压丸法

Step 1 取穴

选取肾、肺、脾、肾上腺、膀胱、三焦耳穴。

Step 2 操作

在穴区内寻找敏感点，耳郭常规消毒后，对准耳穴敏感点压丸，突然水肿者（如急性肾炎）采用对压强刺激手法，以感明显胀痛、发热为宜；病程较长、水肿反复发作者（如慢性肾炎）用轻揉按摩手法，以有酸重或轻微胀痛感为度。每次贴一侧耳穴，隔2～4日换贴另一侧耳穴，两耳交替，10次为1个疗程。每日自行按压耳穴3～5次。

方法2：耳灸法

Step 1 取穴

选取肾、肺、脾、肾上腺、内分泌、皮质下、膀胱、三焦耳穴。

Step 2 操作

点燃自制的细艾条一端，对准所选的耳穴，距离约2厘米，采用雀啄灸法。每日一次，每穴艾灸5～10分钟，以皮肤发红、温热不灼烫为度。每次灸一侧耳穴，隔日换灸另一侧耳穴，两耳交替，10次为1个疗程。此法主要用于病程较长、水肿反复发作者（如慢性肾炎）。

专家点评

水肿与肺、脾、肾三脏关系最为密切，故贴压肺、脾、肾三穴以宣肺、健脾、温肾，利湿消肿，化气行水；肾上腺、内分泌、皮质下三穴可抗感染、抗过敏、消肿；三焦穴可通调水道；膀胱穴可增强膀胱气化功能，利尿消肿。诸穴相配，可使体内水液运行正常、有序，水肿消失。

贴心提示

1. 水肿初期，应吃无盐饮食，待肿势渐退后，逐步改为低盐，最后恢复普通饮食。忌食辛辣之品，戒烟、酒。

2. 平时注意预防感冒，不宜过度疲劳，性生活要有节制。

3. 可配合药膳进行治疗。

（1）玉米须茅根饮：将玉米须、白茅根各50克共煎汤，加适量白糖，分次服用。适用于急性起病、面目先肿、肿势以腰部以上较甚之水肿。

（2）赤小豆鲤鱼汤：将赤小豆60克、鲤鱼1条（去肠脏）、生姜10克共炖汤，不放盐，吃鱼饮汤。适用于缓慢起病、下肢先肿、肿势以腰部以下较甚之水肿。

痔 疮

痔疮的常见症状是便血，肛门坠胀、疼痛、分泌物多或瘙痒，痔核脱出，排便后能自行还纳，严重时痔核脱出后不能自行还纳。中医认为，痔疮多为湿热下迫大肠，与血相搏，致血行受阻，血液郁结不散而成。

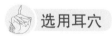 选用耳穴

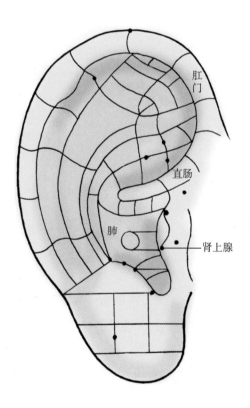

方法：耳穴压丸法

Step 1 取穴

选取直肠、肛门、肺、肾上腺、皮质下耳穴。

Step 2 操作

在穴区内寻找敏感点，耳郭常规消毒后，对准耳穴敏感点压丸，采用对压强刺激手法，以感明显胀痛、发热为宜。每次贴一侧耳穴，隔 2～4 日换贴另一侧耳穴，两耳交替，10 次为 1 个疗程。每日自行按压耳穴 3～5 次。

专家点评

直肠穴、肛门穴是相应部位取穴，又是治疗痔疮的经验穴；肺与大肠互为表里脏腑，故贴压肺穴以清肺热而泻大肠湿热，同时还可促进受损的直肠皮肤、黏膜修复；肾上腺穴、皮质下穴可抗感染、消肿，提高人体抵抗力。诸穴合用，可改善肛门局部血液循环，有效地治疗痔疮。

贴心提示

1. 每日定时排便，保持大便通畅；经常清洗肛门，并要保持干燥。

2. 饮食以清淡为主，多吃蔬菜、水果、豆类等富含维生素和纤维素的食物，避免辛辣刺激性食物，如辣椒、芥末、姜及酒等。

3. 避免久坐不动；多参加体育活动，如广播体操、太极拳、气功、踢毽子等。

4. 临睡前用手自我按摩尾骨尖的长强穴，每次约 5 分钟，可改善肛门局部血液循环。

5. 可配合药膳进行治疗——木耳炖冰糖（将白木耳 25 克放入锅中，加适量冰糖、清水同炖，睡前吃，可常服用）。

落　枕

　　落枕是指睡眠后颈部出现疼痛，头常歪向患侧，活动不利，不能自由旋转、后看，向后看时，需整个身体向后转动。中医认为，落枕是由于外感风寒，致使颈背部气血凝滞，经络痹阻，出现僵硬疼痛。

 选用耳穴

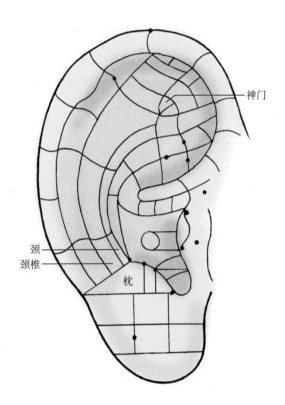

颈

颈椎

枕

神门

方法：耳穴压丸法

Step 1 取穴

选取颈、颈椎、枕、神门耳穴。

Step 2 操作

在穴区内寻找敏感点，耳郭常规消毒后，对准耳穴敏感点压丸，采用对压强刺激手法，以感明显胀痛、发热为宜，边按压，边活动颈部，一日多次，直至痊愈。

专家点评

颈穴、颈椎穴、枕穴为相应部位取穴，故贴压颈、颈椎、枕三穴以解除颈背部痉挛及疼痛；神门穴可镇静安神、止痛。诸穴配伍，可疏通颈背部气血，调畅经脉运行，解除颈部疼痛，令颈椎活动自如。

贴心提示

1. 按摩或用热毛巾、热水袋热敷颈部可起到止痛作用，但热敷时须注意防止烫伤。

2. 选用正红花油或云香精于颈部痛处揉擦，每日 2～3 次，有一定效果。

3. 用伤湿止痛膏或麝香壮骨膏外贴颈部痛处，每日更换一次，止痛效果较理想。

4. 改变睡眠姿势，调整枕头高度。

坐骨神经痛

坐骨神经痛是指坐骨神经病变，即沿坐骨神经通路（腰、臀、大腿后外侧、小腿后外侧和足外侧）发生的疼痛。中医认为，坐骨神经痛是由于风、寒、湿邪入侵人体，侵犯经络，以致经气阻滞、气血不和而成。

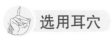 **选用耳穴**

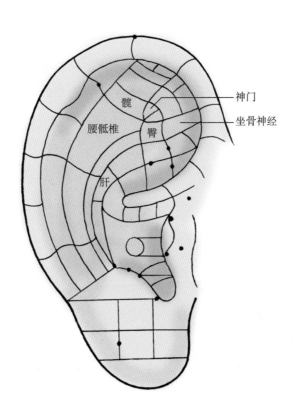

方法：耳穴压丸法

Step 1 取穴

选取坐骨神经、神门、肝、臀、髋、腰骶椎耳穴。

Step 2 操作

先在坐骨神经穴区寻找敏感点，耳郭常规消毒后，对准敏感点压丸，采用对压强刺激手法，可收到疼痛即刻减轻或消失的效果，然后再贴压神门、肝、臀等耳穴。每次贴一侧耳穴，隔日换贴另一侧耳穴，两耳交替，10次为1个疗程。每日自行按压耳穴3～5次。

专家点评

坐骨神经穴是治疗坐骨神经痛的特效穴、经验穴；神门穴可镇静止痛，是止痛的要穴；中医认为，坐骨神经痛属"筋痛"，而"肝主筋"，故贴压肝穴以疏肝柔肝，濡养筋经；臀穴、髋穴、腰骶椎穴是相应部位取穴，可缓解疼痛。诸穴合用，可调和气血，畅通经络，达到"通则不痛"的目的。

贴心提示

1. 使用硬板床休息，坚持做床上体操。

2. 注意劳逸结合，生活规律化，适当参加各种体育活动。

3. 运动后注意保护腰部和患肢，及时更换汗湿内衣，并不宜立即洗澡，以防受凉、受风。

4. 每日睡前用热毛巾或布包的热盐袋敷腰部或臀部，温度不可太高，以舒适为宜。

5. 可配合药膳进行治疗——山栀煲猪肉（将山栀根10～15克洗净切成小段，与瘦猪肉60克一起放入锅中，加适量清水，煲汤，熟后调味，饮汤吃肉，每日1次）。

肩关节周围炎

肩关节周围炎，简称肩周炎，以肩关节疼痛和活动不便为主要症状，多见于 50 岁左右的中老年人，所以本病也常称为"五十肩"。中医认为，肩周炎是由于风、寒、湿邪乘虚侵袭人体，以致肩部经络、气血阻闭，"不通则痛"。

选用耳穴

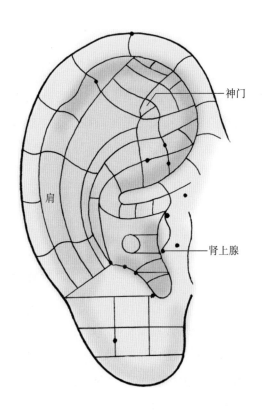

神门

肩

肾上腺

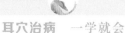

 方法：耳穴压丸法

Step 1 取穴

选取肩、神门、肾上腺、皮质下耳穴。

Step 2 操作

在穴区内寻找敏感点，耳郭常规消毒后，对准耳穴敏感点压丸，病程短者采用对压强刺激手法，以感明显胀痛、发热为宜；病程长、体质差者用点压手法，以略感胀痛为度。每次贴一侧耳穴，隔 2 ~ 4 日换贴另一侧耳穴，病程长者，10次为 1 个疗程；病程短者，以治愈为度。每日自行按压耳穴 3 ~ 5 次，边按压，边活动患肩。

专家点评

肩穴为相应部位取穴，可缓解肩关节疼痛，改善肩部活动情况；神门穴、肾上腺穴、皮质下穴可抗感染、抗风湿、消炎、镇痛，促进肩部气血运行，改善症状。诸穴配伍，可通经活血，祛邪止痛，使肩关节活动自如。

贴心提示

1. 避免长时间的吹风，尤其夏天出汗后，在肩部外露情况下吹风时间不宜过长。

2. 加强冬季保暖，晚上睡觉时防止肩关节外露。

3. 避免过度劳伤，肩关节劳动强度不宜过大。

4. 坚持肩部功能锻炼，如做屈肘甩手、手指爬墙、梳头等动作。

5. 可配合药膳进行治疗——桑枝炖鸡汤（将老桑枝 60 克切成小段，与老母鸡 1 只共炖至烂熟汤浓即成，加盐调味，饮汤吃肉，本品具有祛风湿、通经络、补气血的功效，适用于肩周炎慢性期而体质虚者）。

颈椎病

颈椎病，又称颈椎综合征，主要表现为头、颈、肩、背、手臂酸痛，脖子僵硬，活动受限，可伴有头晕、恶心，或手指发麻、握力减退，或下肢无力、步态不稳等症状。中医认为，颈椎病是外感风、寒、湿邪，阻滞颈部经络，以致气血阻闭，"不通则痛"。

选用耳穴

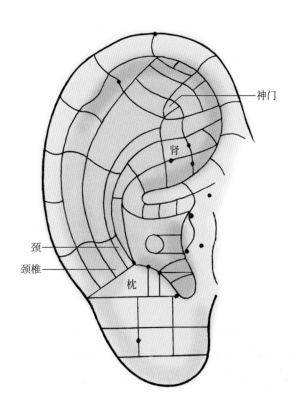

神门

肾

颈

颈椎

枕

方法：耳穴压丸法

Step 1 取穴

选取颈、颈椎、神门、肾、枕耳穴。

Step 2 操作

在穴区内寻找敏感点，耳郭常规消毒后，对准耳穴敏感点压丸，急性疼痛者采用对压强刺激手法，以感明显胀痛、发热为宜；年老体弱、神经衰弱者宜用轻揉按摩手法，以有酸重或轻微胀痛感为度。每次贴一侧耳穴，隔 2～4 日换贴另一侧耳穴，两耳交替，10 次为 1 个疗程。每日自行按压耳穴 3～5 次，边按压，边活动颈部。

专家点评

颈穴、颈椎穴、枕穴为相应部位取穴；神门穴为镇痛要穴，与颈、颈椎、枕三穴相配，可调畅经脉循行，疏通颈部气血，解除颈部疼痛；肾主骨，故取肾穴以补肾壮骨、舒筋活络，加强自身抵抗力。诸穴相配，可通经活络，"通则不痛"。

贴心提示

1. 长期伏案工作者，应时常改变头部体位，每天坚持做 10 分钟的头部前倾、后仰、左右旋转 1～2 次。

2. 改变高枕睡眠的不良习惯，注意端正头、肩、背的姿势，保持脊柱的正直。

3. 注意颈肩部保暖，避免头颈负重物及做过伸或过屈的活动，劳逸适度。

4. 饮食以清淡、易消化为宜，忌油腻、肥厚之品。

5. 可配合药膳进行治疗——天麻炖猪脑（将天麻 10 克切碎，与猪脑 1 个，一并放入炖盅内，加水、盐适量，隔水炖熟，每日吃 1 次，本品适用于颈椎病有头痛眩晕、肢体麻木者）。

腰椎间盘突出症

腰椎间盘突出症的主要症状是下腰部或腰骶部疼痛及下肢放射性疼痛，发病前常有腰部扭伤史，或腰部劳累史，或腰部受寒史。中医认为，肾气虚损、筋骨失养是腰椎间盘突出症发生的关键。

 选用耳穴

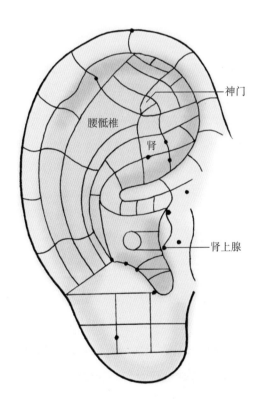

方法：耳穴压丸法

Step 1 取穴

选取肾、腰骶椎、神门、皮质下、肾上腺耳穴。

Step 2 操作

在穴区内寻找敏感点，耳郭常规消毒后，对准耳穴敏感点压丸，除肾穴采用轻揉按摩手法，以有酸胀或轻微刺痛感为度，其余穴位用对压强刺激手法，以感明显胀痛、发热为宜。每次贴一侧耳穴，隔 2～4 日换贴另一侧耳穴，两耳交替，10 次为 1 个疗程。每日自行按压耳穴 3～5 次，边按压，边活动腰部。

专家点评

腰椎间盘突出症的病位在腰，故贴压腰骶椎穴为相应部位取穴，可使治疗效果直达腰部；肾主骨，且腰为肾之府，故取肾穴以补肾之亏虚、濡养筋脉、强健腰部；神门穴、皮质下穴为镇痛要穴，可使疼痛减轻或消除；肾上腺穴有抗风湿、消炎的作用。因此，上述耳穴相配，可舒筋活络、补肾强腰，恢复腰部正常功能。

贴心提示

1 注意卧床休息，睡软硬适度的硬板床，饭后不宜长时间看电视。

2 避免寒冷、潮湿的居住及工作环境，注意腰部保暖。

3 不宜做既弯腰又转腰的动作，如扫地、拖地、弯腰搬重物等；避免长时间保持腰部一个姿势工作；勤做松弛腰部肌肉的体操。

4 注意劳逸适度，性生活要有节制。

5 可配合药膳进行治疗——杜仲酒（将杜仲 30 克浸于白酒 500 克中，密封 7 日后，开封饮服，每次 10～20 克，每日 2～3 次）。

急性关节扭伤

　　急性关节扭伤是骨伤科的常见病、多发病，常见扭伤部位多为踝关节及腰部。急性踝关节扭伤多表现为踝部肿胀、疼痛，活动后症状加重。急性腰扭伤，俗称"闪腰"，多表现为一侧或两侧腰部疼痛，腰部活动受限，活动或咳嗽时疼痛加剧。中医认为，急性关节扭伤多由于外伤，以致局部筋肉、经络受损，气血互阻，"不通则痛"。

选用耳穴

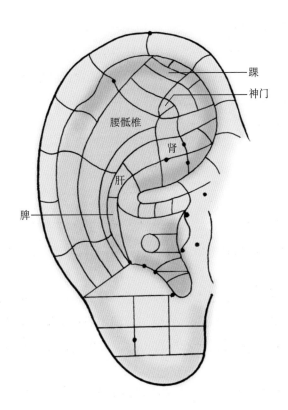

方法：耳穴压丸法

 取穴

选取踝或腰骶椎、神门、皮质下、肝、脾、肾耳穴。

操作

在穴区内寻找敏感点，耳郭常规消毒后，对准耳穴敏感点压丸，急性踝关节扭伤选取踝穴，急性腰扭伤选取腰骶椎穴，其余穴位相同，采用对压强刺激手法，以感明显胀痛、发热为宜。每次贴一侧耳穴，隔 2～4 日换贴另一侧耳穴，两耳交替，10 次为 1 个疗程。每日自行按压耳穴 3～5 次，边按压，边活动扭伤部位。

专家点评

急性踝关节扭伤选取踝穴，急性腰扭伤选取腰骶椎穴，故踝穴、腰骶椎穴均为相应部位取穴；神门穴、皮质下穴为镇痛要穴，可缓解或消除局部扭伤所致的疼痛；肝主筋、脾主肉、肾主骨，故贴压肝、脾、肾三穴以恢复局部受损的肌肉、韧带、关节囊、筋膜等，令关节活动自如。因此，诸穴合用，可活血、消肿、止痛，恢复关节正常功能。

贴心提示

1. 急性关节扭伤时，可用冷水浸泡过的毛巾或冰袋冷敷患处。

2. 急性踝关节扭伤后宜卧床休息，下地时要持拐杖以避免踝关节负重，不能过早活动。

3. 急性腰扭伤时，一定要绝对平卧在硬板床上，不做过多活动。

4. 在搬抬重物时，应采取正确的姿势，即半蹲位去搬抬重物，并将膝关节轻度屈曲；剧烈运动前应做好充分的准备运动，避免在毫无准备的情况下突然使用腰部力量。

5. 可配合药膳进行治疗——丹参煨瘦肉（将丹参 20 克装入纱布袋内，猪瘦肉 100 克清洗切块，一起放入砂锅内，加水适量，文火煨熟，取出药袋，加调料食之，可用于急性腰扭伤）。

类风湿性关节炎

类风湿性关节炎是一种全身性自身免疫性疾病，早期关节可出现红、肿、热、痛和功能障碍，晚期关节可出现不同程度的僵硬、畸形，并伴有肌肉萎缩。中医认为，类风湿性关节炎是由于正气不足，邪气乘虚而入，致使气血凝滞，经络痹阻而成。

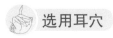 选用耳穴

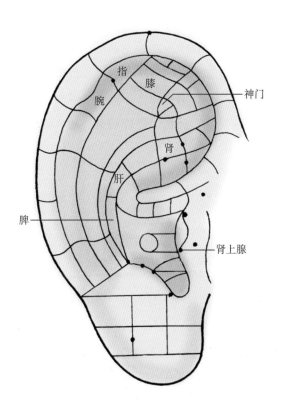

方法：耳穴压丸法

Step 1 取穴

选取指、腕、膝、神门、皮质下、肾上腺、肝、脾、肾耳穴。

Step 2 操作

在穴区内寻找敏感点，耳郭常规消毒后，对准耳穴敏感点压丸，采用轻揉按摩手法，以有酸胀或轻微刺痛感为度。每次贴一侧耳穴，隔 2 ～ 4 日换贴另一侧耳穴，两耳交替，10 次为 1 个疗程。每日自行按压耳穴 3 ～ 5 次。

专家点评

指、腕、膝关节为类风湿性关节炎常易累及的关节，故贴压指、腕、膝三穴为相应部位取穴，可使治疗效果直达病所，取得较佳效果；神门穴、皮质下穴为镇痛要穴；肾上腺穴有抗风湿、消炎的作用；肝主筋、脾主肉、肾主骨，故贴压肝、脾、肾三穴以疏肝、健脾、补肾，强壮筋骨、肌肉。因此，诸穴配伍，可祛邪活络，缓急止痛。

贴心提示

1. 饮食应以清淡为主，少摄入牛奶、羊奶等乳制品以及花生、巧克力、干酪等食物，少饮酒和咖啡、茶等饮料，多吃蛋、鱼、虾、豆类制品、土豆、牛肉、鸡肉等食物。

2. 要防止受寒、淋雨和受潮，关节处要注意保暖，不穿湿衣、湿鞋、湿袜等。

3. 经常参加体育锻炼，如太极拳、气功、广播体操、散步等。

4. 可配合药膳进行治疗——木瓜薏米羹（将木瓜 4 个蒸熟去皮，薏米 250 克煮熟，一起研烂如泥，再加蜂蜜 1 千克，调匀，每日晨起温服 2 ～ 3 匙，本品适用于关节红、肿、热、痛，口渴，尿黄，便干的类风湿性关节炎患者）。

湿 疹

　　湿疹是一种常见的皮肤病，具有以小丘疹为主的多形态皮损、对称分布、剧烈瘙痒、反复发作、易迁延成慢性等特点。中医认为，湿疹多由于感受风、湿、热邪，以致皮肤经络受阻，或血虚风燥，肌肤失却濡养而成。

选用耳穴

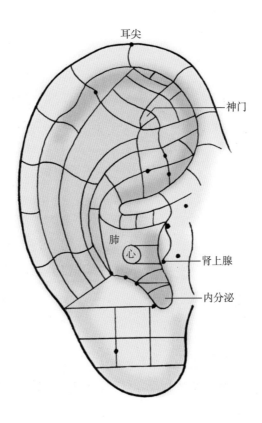

耳尖

神门

肺

心

肾上腺

内分泌

方法1：耳穴压丸法

Step 1 取穴

选取肺、心、肾上腺、内分泌、神门耳穴。

Step 2 操作

在穴区内寻找敏感点，耳郭常规消毒后，对准耳穴敏感点压丸，病程长、迁延不愈的慢性湿疹患者采用轻揉按摩手法，以有酸胀或轻微刺痛感为度；其余用对压强刺激手法，以感明显胀痛、发热为宜。每次贴一侧耳穴，隔2～4日换贴另一侧耳穴，两耳交替，10次为1个疗程。每日自行按压耳穴3～5次。

 方法2：耳穴放血法

Step 1 取穴

选取耳尖穴。

Step 2 操作

按摩全耳郭使之充血、发热，常规消毒耳郭皮肤及三棱针或一次性采血针后，持三棱针或一次性采血针点刺耳尖穴，放血5～10滴后，用消毒干棉球止血。隔日1次，每次取一侧耳穴，两耳交替，4次为1个疗程。本法适用于急性湿疹者。

 专家点评

"肺主皮毛""诸痛痒疮皆属于心"，而肺穴又为治疗皮肤病的要穴，故贴压肺、心两穴；肾上腺穴具有清热消炎、抗过敏的功效；内分泌穴有抗过敏、祛风止痒的作用；神门穴可镇静安神、止痒；耳尖穴放血可清热、祛风、止痒。诸穴合用，可疏通皮肤经络，促进皮损愈合。

贴心提示

1. 洗澡时要保证浴盆清洁卫生，急性期不宜热水洗烫，无度搔抓易引起感染。

2. 内衣宜选用柔软舒适的棉质品。

3. 饮食宜清淡，多吃水果、蔬菜，避免饮用浓茶、咖啡、酒，避免食用辛辣刺激性食物，及鱼、虾等易过敏的食物。

4. 避免过度疲劳，注意休息。

5. 可配合药膳进行治疗——苡仁绿豆粥（将薏苡仁50克、绿豆50克放入锅中，加入适量清水，熬煮成粥，可清热利湿，适用于急性湿疹者）。

荨麻疹

荨麻疹，俗称"风疹块"，以皮肤上出现鲜红色或苍白色的瘙痒性块状疙瘩为主要特征。根据病程，荨麻疹可分为急性和慢性两类，前者在短时间内能痊愈，后者则反复发作达数月以上。中医认为，荨麻疹多由于风邪侵袭，客于皮肤；或因体质因素，不耐鱼、虾等食物；或患有肠道寄生虫病，致胃肠积热，郁于皮肤而成。

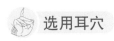 选用耳穴

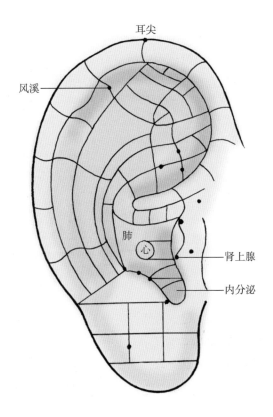

方法1：耳穴压丸法

Step 1 取穴

选取肺、心、风溪、内分泌、肾上腺耳穴。

Step 2 操作

在穴区内寻找敏感点，耳郭常规消毒后，对准耳穴敏感点压丸，慢性荨麻疹或疹块出现与月经来潮有关者采用轻揉按摩手法，以有酸重或轻微胀痛感为度；其余用对压强刺激手法，以感明显胀痛、发热为宜。每次贴一侧耳穴，隔日换贴另一侧耳穴，两耳交替，5次为1个疗程；急性荨麻疹则不分疗程，直至痊愈。每日自行按压耳穴不少于6次，每次15分钟左右。

方法2：耳穴放血法

Step 1 取穴

选取耳尖穴。

Step 2 操作

按摩全耳郭使之充血、发热，常规消毒耳郭皮肤及三棱针或一次性采血针后，持三棱针或一次性采血针点刺耳尖穴，放血5～10滴后，用消毒干棉球止血。每日或隔日1次，每次取一侧耳穴，两耳交替，直至痊愈。本法适用于急性荨麻疹者。

专家点评

"肺主皮毛""诸痛痒疮皆属于心"，故贴压肺、心两穴以清心、肺之热，为治本之法；风溪穴可祛风止痒，为治疗过敏反应、荨麻疹的经验穴；内分泌穴、肾上腺穴有抗过敏、抗感染的作用；耳尖穴放血可祛风、清热、止痒。诸穴相配，可清热和血，祛风止痒，疹块得消。

贴心提示

1. 皮肤瘙痒时，不能去抓或挠，但可以对瘙痒部位进行冷敷，有助于止痒。

2. 饮食宜清淡，避免刺激及易致敏食物，多吃新鲜蔬菜、水果，戒烟、酒。

3. 保持居室清洁，少接触致敏物品。

4. 注意多休息，避免过度疲劳，可适当参加体育运动。

5. 可配合药膳进行治疗——冬瓜菊芍茶（将冬瓜皮20克、黄菊花15克、赤芍12克放入锅内，加适量清水煎煮，取汁，调入适量蜂蜜，代茶饮，可祛风清热）。

近视眼

近视眼，也称短视眼，主要表现为远视力差，视近清楚，视远模糊，眼睛容易疲劳，高度近视时眼球可呈现突出状态。中医认为，近视眼多由于心阳不足，或肝肾两虚，精血不足，以致视力不能到达远处。

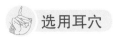 选用耳穴

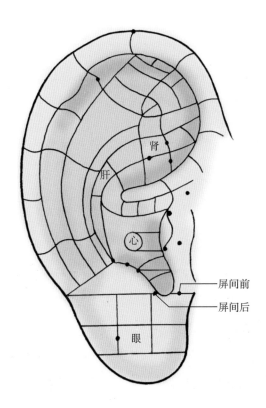

方法：耳穴压丸法

Step 1 取穴

选取眼、屏间前、屏间后、肝、肾、心耳穴。

Step 2 操作

在穴区内寻找敏感点，耳郭常规消毒后，对准耳穴敏感点压丸，采用轻揉按摩手法，以有酸重或轻微胀痛感为度。每次贴一侧耳穴，隔 2 ~ 4 日换贴另一侧耳穴，两耳交替，10 次为 1 个疗程。每日自行按压耳穴 3 ~ 5 次。

专家点评

眼、屏间前、屏间后三穴为相应部位取穴，有调理眼部气血、明目的功效；心主血、肝藏血、肾藏精，而精血又可相互化生，故贴压肝、肾、心三穴以补肝肾、温心阳、益精血、明目。上述耳穴合用，可养血明目，提高视力，改善眼部疲劳。

贴心提示

1. 学习时，坐姿要端正，眼与书本的距离应保持在 30 ~ 35 厘米为宜。

2. 防止用眼过度，应坚持做眼保健操，并经常进行远眺，每日 3 ~ 4 次，每次 5 ~ 10 分钟；看电视、用电脑时间不宜太长。

3. 不要在阳光直射下或暗处看书，及避免躺着、趴着或走动、乘车时看书。

4. 多吃富含维生素 A 的食物，如羊肝、猪肝、鸡蛋、牛奶、胡萝卜、蔬菜等。

5. 可配合药膳进行治疗——枸杞鲫鱼汤（将鲫鱼 1 条洗净，去内脏，与枸杞子 10 克一起放入锅内，加适量清水煮，待汤成，吃肉饮汤）。

麦粒肿

麦粒肿，俗称"偷针眼"，是眼睑的急性化脓性炎症，可导致眼睛局部疼痛不舒服。因眼睑边缘长出一红肿硬结，形似麦粒而得名。中医认为，麦粒肿是由于热毒壅阻于眼睑皮肤经络之间，以致气血凝滞，局部生脓。

 选用耳穴

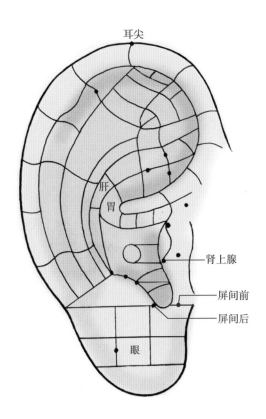

方法1：耳穴放血法

Step 1 取穴

选取耳尖穴。

Step 2 操作

按摩全耳郭使之充血、发热，常规消毒耳郭皮肤及三棱针或一次性采血针后，持三棱针或一次性采血针点刺耳尖穴，放血5～10滴后，用消毒干棉球止血。每日或隔日1次，每次取一侧耳穴，两耳交替，直至痊愈。本法适用于炎症早期（尚未化脓时），炎症可逐渐吸收。

方法2：耳穴压丸法

Step 1 取穴

选取眼、屏间前、屏间后、肝、胃、肾上腺耳穴。

Step 2 操作

在穴区内寻找敏感点，耳郭常规消毒后，对准耳穴敏感点压丸，采用对压强刺激手法，以感明显胀痛、发热为宜。左眼患病先贴压右耳，每日或隔日换贴另一侧耳穴；两眼患病可两耳同时贴压。每日自行按压耳穴3～5次。

专家点评

眼、屏间前、屏间后三穴为相应部位取穴，可疏通眼睑气血，清除局部热毒；"肝开窍于目"，故贴压肝穴以疏风解热；胃穴可清脾胃湿热；肾上腺穴有抗感染、消肿的作用；耳尖穴放血可祛风清热、解毒止痛。诸穴配伍，可清热解毒，消肿止痛，使眼睑炎症逐渐吸收、消散。

贴心提示

1. 麦粒肿早期可热敷，以促进化脓，轻者可在热敷后完全消失；若出现脓头，切忌用针挑或用手挤压，以免炎症扩散，引起严重并发症，危及生命。

2. 注意眼部卫生，保持眼部清洁，不用脏手或脏物揉擦眼睛。

3. 注意休息，看电视、用电脑、写作业时间不宜太长，增加睡眠时间，避免过度疲劳。

4. 对反复发作的麦粒肿，应注意检查是否有屈光不正，若患有屈光不正应及时矫正。

5. 积极治疗眼部慢性炎症。

6. 可配合药膳进行治疗——石榴叶绿豆汤（将石榴叶10克、绿豆30克洗净，加水煎至豆烂，拣出石榴叶，调入适量白糖饮服，每日2剂）。

鼻　炎

　　鼻炎是鼻腔黏膜和黏膜下组织的炎症，表现为充血或者水肿，可出现鼻塞、流涕、鼻痒、打喷嚏、嗅觉减退、头痛、头昏、咳嗽等症状。中医认为，鼻炎多由于肺气不足，外邪侵犯鼻窍，或脾气虚弱，湿浊滞留鼻窍，壅阻脉络，气血运行不畅所致。

 选用耳穴

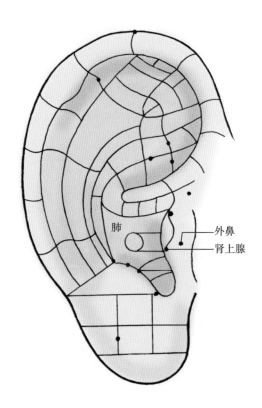

肺

外鼻

肾上腺

方法：耳穴压丸法

Step 1 取穴

选取内鼻、外鼻、肺、肾上腺耳穴。

Step 2 操作

在穴区内寻找敏感点，耳郭常规消毒后，对准耳穴敏感点压丸，采用轻揉按摩手法，以有酸重或轻微胀痛感为度。每次贴一侧耳穴，隔 2～4 日换贴另一侧耳穴，两耳交替，10 次为 1 个疗程。每日自行按压耳穴 3～5 次，若感鼻痒、喷嚏可随时按压耳穴。

专家点评

　　内鼻穴、外鼻穴是相应部位取穴，可调理鼻部气血，疏通局部经络；"肺开窍于鼻"，故贴压肺穴以补益肺气，肺和则鼻窍通利；肾上腺穴可抗感染、抗过敏，提高机体免疫功能和应激能力。诸穴相配，可疏通鼻部经络、气血，通利鼻窍。

贴心提示

　　1. 注意工作、生活环境的空气洁净，避免接触灰尘及化学气体，特别是有害气体。

　　2. 减少冷空气对鼻黏膜的刺激，适当时候应戴上口罩。

　　3. 注意保暖，气候转变时适当增减衣物，避免感冒引发鼻炎。

　　4. 应用生理盐水冲洗鼻腔可以有效预防鼻炎的发生。

　　5. 可配合药膳进行治疗——苏叶葱姜汤（苏叶、葱白、生姜各 10 克，水煎服，可用于治疗慢性鼻炎）。

咽 炎

　　咽炎常为上呼吸道感染的一部分，依据病程长短可分为急性、慢性两类。急性咽炎起病较急，初起时咽部干燥、灼热，继而疼痛，尤其吞咽唾液时更明显；慢性咽炎主要以咽部不适感为主，如异物感、发痒、灼热、干燥、微痛等。中医认为，急性咽炎多由于风热邪毒乘虚侵袭咽喉、内伤及肺而成；慢性咽炎则以肺肾亏损、虚火上炎、熏蒸咽喉者多见。

 选用耳穴

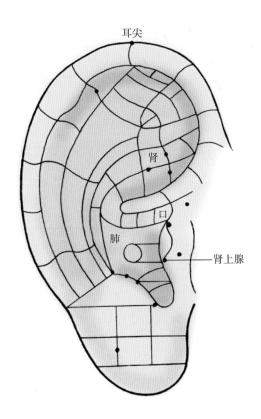

方法 1：耳穴压丸法

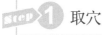 **取穴**

选取咽喉、口、肺、肾、肾上腺耳穴。

Step 2 操作

在穴区内寻找敏感点，耳郭常规消毒后，对准耳穴敏感点压丸，急性咽炎不取肾穴，采用对压强刺激手法，以感明显胀痛、发热为宜；慢性咽炎用轻揉按摩手法，以有酸重或轻微胀痛感为度。每次贴一侧耳穴，隔 1 ~ 2 日换贴另一侧耳穴，两耳交替，急性咽炎以 4 次为 1 个疗程，慢性咽炎则以 10 次为 1 个疗程。每日自行按压耳穴 3 ~ 5 次。

 方法 2：耳穴放血法

Step 1 取穴

选取耳尖穴。

Step 2 操作

按摩全耳郭使之充血、发热，常规消毒耳郭皮肤及三棱针或一次性采血针后，持三棱针或一次性采血针点刺耳尖穴，放血 5 ~ 10 滴后，用消毒干棉球止血。每日 1 次，每次取一侧耳穴，两耳交替，4 次为 1 个疗程。本法适用于急性咽炎者。

专家点评

咽喉穴、口穴为相应部位取穴，故贴压咽喉、口两穴以使治疗效果直达病所；咽炎与肺脏受损有关，故急性咽炎取肺穴有清肺热、泻热毒之功效；慢性咽炎多为肺肾亏虚、津液不足、虚火上炎所致，故贴压肺、肾两穴以培补肺肾、滋阴降火；肾上腺穴有增强抗感染能力的作用；耳尖穴放血可清热、解毒、止痛。诸穴合用，可促进咽炎治愈，解除症状。

贴心提示

1. 注意劳逸结合，防止受凉，急性期应卧床休息。

2. 平时多饮温淡盐水，吃易消化的食物，避免烟、酒及辛辣、过冷、过烫等刺激性食物，保持大便通畅。

3. 经常接触粉尘或化学气体者，应戴口罩、面罩等防护措施。

4. 不要长时间讲话，更忌声嘶力竭地喊叫。

5. 可配合药膳进行治疗——橄榄大海茶（将橄榄 3 克放入清水中煮片刻，然后冲泡胖大海 3 枚及绿茶 3 克，加蜂蜜 1 匙调匀，徐徐饮之，适用于慢性咽炎伴有声音嘶哑者）。

牙 痛

牙痛以牙齿疼痛为主要症状，是口腔科疾病常见的症状之一。中医认为，牙痛可分为实火牙痛和虚火牙痛两类。实火牙痛多因风热邪毒外侵，或胃火循经上炎所致，病程短，牙齿疼痛剧烈；虚火牙痛则为肾阴亏损、虚火上炎所致，病程长，牙齿隐痛、松动。

 选用耳穴

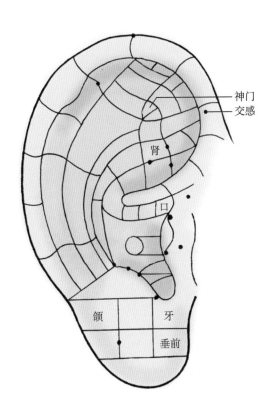

方法：耳穴压丸法

Step 1 取穴

选取颌、口、牙、垂前、神门、皮质下、肾、交感耳穴。

Step 2 操作

在穴区内寻找敏感点，耳郭常规消毒后，对准耳穴敏感点压丸，实火牙痛不取肾穴、交感穴，采用对压强刺激手法；虚火牙痛除肾穴、交感穴用轻揉按摩手法外，其余穴位用对压强刺激手法。每次贴一侧耳穴，隔1~2日换贴另一侧耳穴，两耳交替，4~6次为1个疗程。每日自行按压耳穴3~5次。

专家点评

颌穴、口穴、牙穴为相应部位取穴，故贴压颌、口、牙三穴以清热解毒、消除牙痛；垂前穴为治疗牙痛的经验穴，对消除牙痛有较好效果；神门穴、皮质下穴为镇痛要穴，可镇静止痛；虚火牙痛多因肾阴亏损、虚火上炎所致，故贴压肾、交感两穴以滋阴补肾、潜降虚火。上述耳穴配伍，可清热解毒，消肿止痛。

贴心提示

1. 注意口腔卫生，养成"早晚刷牙、饭后漱口"的好习惯；发现蛀牙应及时治疗。

2. 勿吃过硬食物，少吃过酸、过冷、过热食物，忌酒。

3. 睡前不宜吃糖、饼干等高淀粉食物。

4. 保持精神愉快，避免大怒情绪，大便宜通畅。

5. 可配合药膳进行治疗——二冬粥（将麦冬、天冬各50克洗净、切碎，同大米100克，加水适量，熬煮成粥，每日1次，适用于虚火牙痛者）。

口腔溃疡

口腔溃疡，又称为"口疮"，以口腔黏膜出现单个或者多个大小不等的圆形或椭圆形溃疡为主要表现，一般 10 天左右可以自愈。中医认为，口腔溃疡多为心脾积热，循经上犯口腔，或肾阴亏虚，虚火上炎口腔所致。

选用耳穴

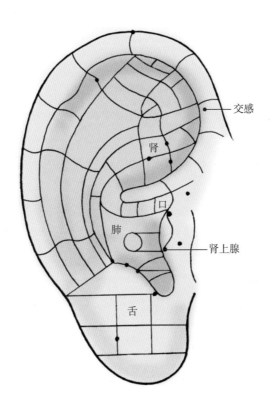

方法1：耳穴压丸法

Step1 取穴

选取口、舌、肺、肾上腺耳穴。

Step2 操作

在穴区内寻找敏感点，耳郭常规消毒后，对准耳穴敏感点压丸，除虚证患者（口腔溃疡反复发作，或此愈彼起）采用轻揉按摩手法外，其余患者用对压强刺激手法。每次贴一侧耳穴，隔日换贴另一侧耳穴，两耳交替，直至痊愈。每日自行按压耳穴3～5次。

方法2：耳灸法

Step1 取穴

选取口、舌、肺、肾上腺、肾、交感耳穴。

Step2 操作

点燃自制的细艾条一端，对准所选的耳穴，距离约2厘米，采用雀啄灸法。每日1～2次，每穴艾灸5～10分钟，以皮肤发红、温热不灼烫为度。每次灸一侧耳穴，隔日换灸另一侧耳穴，两耳交替，直至痊愈。此法适用于口腔溃疡反复发作，或此愈彼起的虚证患者。

专家点评

口穴、舌穴为相应部位取穴，故贴压口、舌两穴以清热解毒，疏通口腔气血；"肺主皮毛"，研究证明肺穴与体内黏膜有关，故取肺穴有利于溃烂的口腔黏膜修复；肾上腺穴可抗感染，增强人体免疫力；肾、交感两穴可补益肾气、滋阴潜阳、降虚火，适用于虚证口腔溃疡。诸穴合用，可疏通口腔经络、气血，促进口腔黏膜修复。

贴心提示

1. 注意保持口腔清洁，常用淡盐水漱口。

2. 饮食宜清淡，多吃蔬菜、水果，少吃辛辣、厚腻食品，多饮水，戒除烟、酒。

3. 生活要有规律，注意休息，避免过度疲劳，保持大便通畅。

4. 坚持体育锻炼，保持心情愉快。

5. 可配合药膳进行治疗——莲草茶（将莲子15克、甘草2克、绿茶5克一并放入茶杯内，冲入开水浸泡，代茶频饮，可清心泻热）。

耳鸣、耳聋

耳鸣、耳聋均是听觉异常的症状。耳鸣是指自觉耳内鸣响，而周围环境中并无相应的声源；耳聋是指听力减退或听觉丧失。耳鸣常常是耳聋的先兆。中医认为，耳鸣、耳聋有虚证、实证之分，且实少虚多，尤以肾精亏虚者最为多见。

选用耳穴

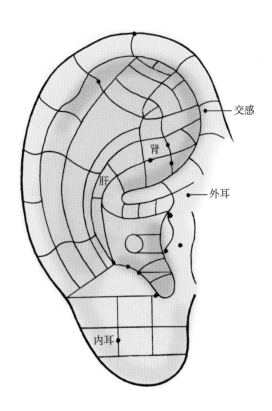

方法：耳穴压丸法

 ① 取穴

选取内耳、外耳、肾、肝、交感、皮质下耳穴。

② 操作

在穴区内寻找敏感点，耳郭常规消毒后，对准耳穴敏感点压丸，除虚证患者（久病耳聋，或耳鸣时作，声细调低，操劳则加剧）采用轻揉按摩手法外，其余患者用对压或直压手法。每次贴一侧耳穴，隔 2～4 日换贴另一侧耳穴，两耳交替，10 次为 1 个疗程。每日自行按压耳穴 3～5 次。

 专家点评

内耳穴、外耳穴为相应部位取穴，故贴压内耳、外耳两穴以疏通耳部经络，促进听力恢复；"肾开窍于耳"，故取肾穴以补肾生髓，脑髓充足则耳鸣、耳聋自愈；肝穴可清肝火、开耳窍；交感穴可调节植物神经功能，皮质下穴可调整大脑皮层功能，两穴合用有助于耳鸣、耳聋康复。诸穴相配，可调和耳部气血，促进听力恢复。

贴心提示

1. 避免长时间的噪声接触，做好噪声防护，如佩戴防护耳罩、耳塞等，注意不要长时间、大音量使用耳机。

2. 保持情绪稳定，忌暴怒狂喜；避免过度劳累，应起居有时。

3. 突发性耳聋患者应在家安心静养，尤应避免接触噪声或过大的声音。

4. 忌饮浓茶、咖啡、可可、酒等刺激性饮料，戒烟。

5. 可配合药膳进行治疗——肉苁蓉炖羊肾（将羊肾 1 对与肉苁蓉 30 克一并放入砂锅内，加入适量清水，炖至羊肾熟烂即可，可用于老年耳鸣耳聋、腰膝酸软、夜尿频多者）。

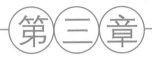

保全家健康的耳穴疗法

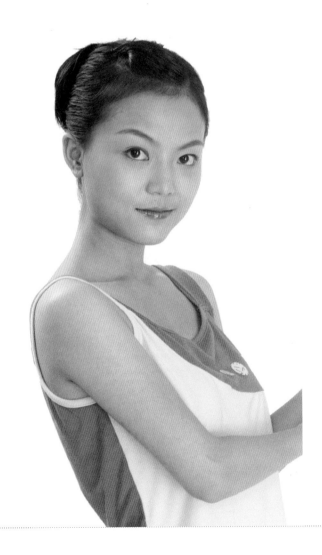

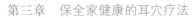

美丽女人养生经

痤疮

痤疮，又叫青春痘、粉刺，多见于青年男女，好发于面部，以丘疹或脓疱损害为主，尤其是黑头粉刺，并见皮肤油腻、毛孔粗大。中医认为，痤疮与肺、胃、脾有关，多由于肺经风热，或脾胃湿热，熏蒸于皮肤所致。

选用耳穴

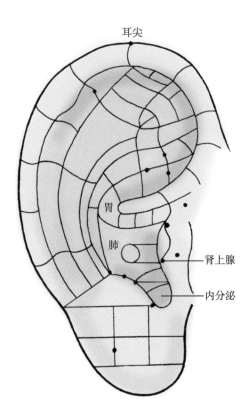

方法1：耳穴压丸法

Step 1 取穴

选取肺、胃、内分泌、肾上腺、皮质下耳穴。

Step 2 操作

在穴区内寻找敏感点，耳郭常规消毒后，对准耳穴敏感点压丸，采用对压强刺激手法，以感明显胀痛、发热为宜。每次贴一侧耳穴，隔2～4日换贴另一侧耳穴，两耳交替，10次为1个疗程。每日自行按压耳穴3～5次。

 方法2：耳穴放血法

Step 1 取穴

选取耳尖穴。

Step 2 操作

按摩全耳郭使之充血、发热，常规消毒耳郭皮肤及三棱针或一次性采血针后，持三棱针或一次性采血针点刺耳尖穴，放血5～10滴后，用消毒干棉球止血。每周2次，每次取一侧耳穴，两耳交替，10次为1个疗程。

 专家点评

痤疮与肺、胃、脾有关，且"肺主皮毛"，胃经循行于面颊部，故贴压肺、胃两穴以清肺经风热及脾胃湿热；内分泌穴可调节激素分泌，进而恢复正常的皮脂分泌；肾上腺穴有消炎、抗过敏的作用；皮质下穴可促使内分泌功能恢复正常；耳尖穴放血可清热消炎。诸穴配伍，可清热消炎，疏通局部气血，使皮脂分泌恢复正常。

 贴心提示

1. 常用温水洗脸，洗脸次数以每日2～3次为宜；注意枕巾、枕套的清洁卫生。

2. 饮食宜清淡，多喝水，多吃蔬菜、水果，少吃脂肪、糖类和辛辣等刺激性食物。

3. 改正摸脸及用手托腮的习惯，更不要用手挤压痤疮。

4. 保持心情愉快，作息正常，睡眠充足，保证大便通畅。

5. 可配合药膳进行治疗——海带绿豆汤（将玫瑰花6克用布包好，与海带15克、绿豆15克、甜杏仁9克同煮后，去玫瑰花，加入适量红糖即可食用）。

黄褐斑

　　黄褐斑是指发生在面部的色素沉着斑，多为淡褐色或黄褐色斑，常对称分布于面颊部，呈蝴蝶型。中医认为，黄褐斑是由于肝郁化火，灼伤阴血；或肾精亏虚，以致颜面气血失和；或脾虚不能健运，气血不能上荣于面而成。

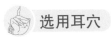 **选用耳穴**

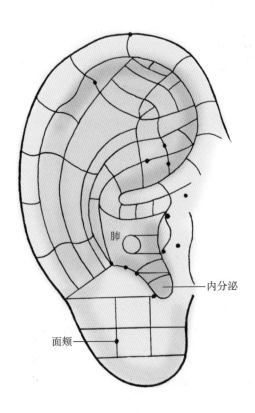

方法：耳穴压丸法

Step 1 取穴

选取面颊、内分泌、皮质下、肺耳穴。

Step 2 操作

在穴区内寻找敏感点，耳郭常规消毒后，对准耳穴敏感点压丸，采用点压手法，以略感胀痛为宜。每次贴一侧耳穴，隔 1 ~ 2 日换贴另一侧耳穴，两耳交替，10 次为 1 个疗程。每日自行按压耳穴 3 ~ 5 次。

专家点评

面颊穴为相应部位取穴，可使治疗效果直达病所，气血得以上荣于面；内分泌穴可调节激素分泌，减少色素沉着；皮质下穴可调整大脑皮层功能，使内分泌恢复正常；"肺主皮毛"，肺穴为治疗皮肤病的要穴，可补气活血。诸穴合用，可补气活血，促使内分泌恢复正常，改善色素沉着。

贴心提示

1. 避免长时间日晒，防止各种电离辐射，如显示屏、荧光灯、紫外线照射仪等。

2. 禁忌使用含有激素、铅、汞等有害物质的祛斑产品。

3. 多喝水，多吃蔬菜和水果，如西红柿、黄瓜、草莓、桃等，避免刺激性食物。

4. 注意休息，保证充足睡眠，保持良好情绪。

5. 可配合药膳进行治疗——羊奶鸡蛋羹（将冰糖 50 克放入清水中煮溶，倒入羊奶 250 毫升煮沸，打入鸡蛋 2 个，搅匀煮沸，即可食用。适用于面部黑瘦灰暗、黄褐斑、雀斑者）。

肥 胖

　　肥胖是指体重超过标准体重 20% 以上，并多伴有头晕、乏力、气短、疲倦等症状。肥胖不仅有损形象，而且极大程度地影响健康，是引发冠心病、脑卒中、高血压、月经不调等病的"罪魁祸首"。中医认为，肥胖的病因病机以脾虚、痰湿偏盛为主，故有"肥人多痰"之说。

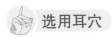 选用耳穴

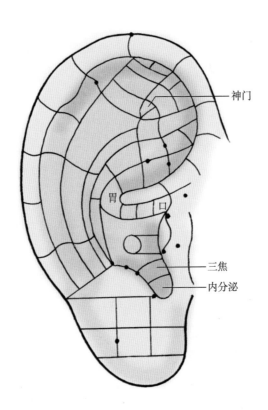

方法：耳穴压丸法

 取穴

选取胃、口、神门、三焦、内分泌、皮质下耳穴。

操作

在穴区内寻找敏感点，耳郭常规消毒后，对准耳穴敏感点压丸，采用点压手法，以略感胀痛为宜。每次贴一侧耳穴，隔1～2日换贴另一侧耳穴，两耳交替，10次为1个疗程。每日自行按压耳穴3～5次；若食欲过盛者，则在饭前或感饥饿时按压耳穴数分钟。

 专家点评

胃、口、神门三穴可抑制亢盛的食欲，延长饱腹时间，提高肠胃消化能力，减少腹部脂肪堆积；三焦穴可促进脂肪代谢；内分泌穴可调节内分泌，皮质下穴可调整大脑皮层功能，两穴合用可限制脑部产生导致饥饿的激素，使人产生饱腹感，避免暴饮暴食。诸穴配伍，可抑制食欲，促进新陈代谢，减少脂肪堆积。

 贴心提示

1. 饭前先喝一杯水，以减轻饥饿感。

2. 喝绿茶，可以促进新陈代谢，加速脂肪燃烧。

3. 膳食不宜过油、过甜和过多，增加粗粮和蔬菜，细嚼慢咽；少吃零食、膨化食品；多用蒸、煮、凉拌等方式烹调，少用煎、炸等方式。

4. 加强体育锻炼，如游泳、爬山、跑步、骑自行车、打乒乓球等。

5. 可配合药膳进行治疗——荷叶粥（将鲜荷叶1张放入锅内，加清水适量，大火煮沸后，转用文火煮10分钟左右，去渣留汁，再放入粳米100克，加冰糖、清水适量，熬煮成粥）。

乳腺增生

乳腺增生主要以乳房周期性疼痛为特征，月经前发生或加重，月经后疼痛减轻或消失，可发生于单侧或双侧乳房。中医认为，乳腺增生多由于郁怒伤肝，或思虑伤脾，以致气血失调，痰湿阻滞乳络而成。

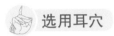 **选用耳穴**

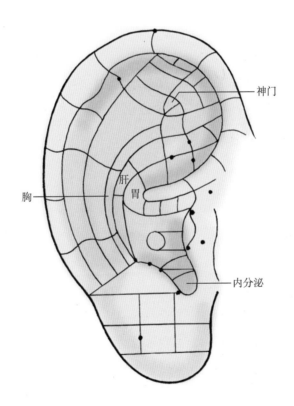

神门

胸

肝
胃

内分泌

方法：耳穴压丸法

 取穴

选取胸、内分泌、肝、胃、神门、皮质下耳穴。

 操作

在穴区内寻找敏感点，耳郭常规消毒后，对准耳穴敏感点压丸，采用对压强刺激手法，以感明显胀痛、发热为宜。每次贴一侧耳穴，隔2～4日换贴另一侧耳穴，两耳交替，10次为1个疗程。每日自行按压耳穴3～5次。

专家点评

胸穴为相应部位取穴，可使治疗效果直达病所；内分泌穴可调节内分泌，恢复正常激素水平；肝穴可疏肝解郁、理气止痛；乳房为胃经经脉所过之处，故贴压胃穴以疏通乳房气血，健脾和胃，祛湿化痰；神门、皮质下两穴为镇痛要穴。诸穴相配，可纠正内分泌失调，疏通乳房气血，解除乳房病症。

 贴心提示

1. 保持心情舒畅及情绪稳定，少生气。

2. 多吃蔬菜、水果及粗粮，少吃油炸食品、动物脂肪及甜食。

3. 选择合体、舒适的胸罩，佩戴胸罩时间不宜过长，最好不要超过8小时。

4. 生活要有规律，劳逸结合，保持性生活和谐。

5. 可配合药膳进行治疗——天冬合欢枣茶（将天门冬15克、合欢花8克、红枣5枚一并放入茶杯内，冲入开水浸泡，加蜂蜜少许，代茶频饮）。

痛　经

　　痛经是指妇女在经期及其前后出现小腹或腰部疼痛，甚至痛及腰骶、剧痛难忍，并随着月经周期而发生，严重时可伴恶心呕吐、出冷汗、手脚冰凉等症状。中医认为，痛经的主要机理是气血运行不畅。

 选用耳穴

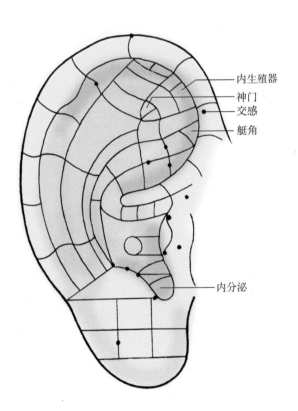

内生殖器
神门
交感
艇角
内分泌

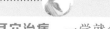

 方法：耳穴压丸法

 取穴

选取内生殖器、内分泌、艇角、神门、皮质下、交感耳穴。

②操作

在穴区内寻找敏感点，耳郭常规消毒后，对准耳穴敏感点压丸，若痛经时按小腹疼痛加重，则采用对压强刺激手法，以感明显胀痛、发热为宜；若小腹绵绵作痛，按之疼痛减轻，则用轻揉按摩手法，以有酸重或轻微胀痛感为度。最好于经期前1周开始治疗，每次贴一侧耳穴，隔2～4日换贴另一侧耳穴，两耳交替，直至月经干净。每日自行按压耳穴3～5次。

专家点评

内生殖器穴为相应部位取穴，可调理气血，缓解局部痉挛而止痛；研究证明，子宫内膜和血中前列腺素含量增高是造成痛经的一个决定性因素，故取艇角穴以调整前列腺素分泌；内分泌穴可调节内分泌功能，恢复正常激素水平；神门、皮质下两穴为镇痛要穴；交感穴可调节植物神经功能，有助于镇痛。诸穴合用，可调理局部气血，缓解痉挛而止痛。

贴心提示

1. 注意经期卫生，经前期及经期少吃生冷和辛辣等刺激性食物。

2. 消除对月经的紧张、恐惧心理，保持心情愉快，注意休息。

3. 平时加强体育锻炼，积极治疗引起痛经的慢性疾病。

4. 注意改善营养状态，饮食应多样化，不可偏食。

5. 可配合药膳进行治疗——延胡益母草煮鸡蛋（将延胡索20克、益母草50克、鸡蛋2个加水同煮，待鸡蛋熟后去壳，再放回锅中煮20分钟左右，即可饮汤吃蛋）。

月经不调

月经不调是妇科的常见病，常表现为月经周期异常，如月经先期、月经后期、月经先后不定期等。中医认为，月经不调与肝、脾、肾三脏关系密切，如肾气旺盛、肝脾调和、冲任脉盛，则月经按时而下。

 选用耳穴

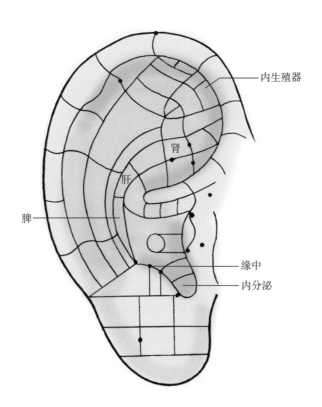

内生殖器

肾

肝

脾

缘中

内分泌

方法：耳穴压丸法

Step 1 取穴

选取内生殖器、内分泌、缘中、肝、脾、肾耳穴。

Step 2 操作

在穴区内寻找敏感点，耳郭常规消毒后，对准耳穴敏感点压丸，气血虚弱或肾虚者（除月经不调外，伴见心慌气短、头晕眼花或腰酸耳鸣等症状）采用轻揉按摩手法；其余患者则用对压强刺激手法。于经期前 10 天开始治疗，每次贴一侧耳穴，隔 2 ～ 4 日换贴另一侧耳穴，两耳交替，直至月经来潮。每日自行按压耳穴 3 ～ 5 次。

专家点评

内生殖器穴为相应部位取穴，故贴压内生殖器穴以调经和血，使月经按时而下；内分泌、缘中两穴可解除脑垂体前叶功能抑制，恢复正常的卵巢内分泌功能；肝、脾、肾三脏与月经不调有关，故贴压肝、脾、肾三穴以疏肝补肾、补脾益气、调和冲任。诸穴配伍，可调经和血，恢复正常月经周期。

贴心提示

1. 经期要防寒避湿，避免淋雨、涉水、游泳、喝冷饮等，尤其要防止下半身受凉。

2. 生活要有规律，不熬夜及过度劳累，适当休息。

3. 保持精神舒畅，适时减缓压力，可从事一些全身运动，如游泳、跑步等。

4. 改变不良生活习惯，不吸烟，少饮酒，不过度节食。

5. 可配合药膳进行治疗——益母草枣糖水（将益母草 10 克、大枣 20 枚、红糖 10 克，加水炖，饮汤，每日早、晚各 1 次，本品适用于经期受寒所致月经后延、月经过少等症）。

闭 经

闭经是指年满 18 周岁，月经尚未来潮者；或月经周期建立后，又连续 3 个月以上无月经者。中医认为，闭经分为虚、实两证。虚者因经血不足、无血可下所致，伴见心慌气短，或腰酸、盗汗等症状；实者因邪气阻隔脉道，经血下行受阻所致，伴见烦躁易怒或痰多、肥胖等症状。

选用耳穴

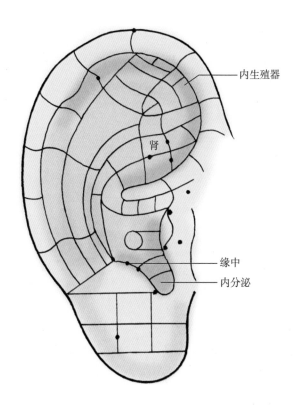

内生殖器

肾

缘中

内分泌

方法：耳穴压丸法

Step 1 取穴

选取内生殖器、内分泌、缘中、皮质下、肾耳穴。

Step 2 操作

在穴区内寻找敏感点，耳郭常规消毒后，对准耳穴敏感点压丸，实者采用对压强刺激手法，以感明显胀痛、发热为宜；虚者则用轻揉按摩手法，以有酸重或轻微胀痛感为度。每次贴一侧耳穴，隔 2 ~ 4 日换贴另一侧耳穴，两耳交替，5 次为 1 个疗程，直至月经来潮。每日自行按压耳穴 3 ~ 5 次。

专家点评

内生殖器穴为相应部位取穴，故贴压内生殖器穴以调经和血；内分泌、缘中两穴可解除脑垂体前叶功能抑制，皮质下穴可调节大脑皮层功能，三穴合用可共同恢复正常的卵巢内分泌功能，使月经来潮；肾为先天之本，主管生殖功能，故取肾穴以补肾调经。诸穴相配，可调经和血，经闭可通。

贴心提示

1.注意经期及产褥期保健，避免冒雨、涉水、过劳等。

2.调节饮食，增加蛋白质等的摄入，避免过度节食或减肥，以免营养不良引发闭经。

3.积极治疗月经后期、月经量少等疾病，以免进一步发展成闭经。

4.保持心情舒畅，避免精神过度紧张，减少精神刺激。

5.可配合药膳进行治疗——桃仁牛血汤（将桃仁 10 克、鲜牛血块 200 克，加清水适量煲汤，食用时加食盐少许调味，本品具有破瘀行血、理血通经的功效，适用于闭经、血燥、便秘等症）。

白带异常

　　正常情况下，阴道和外阴经常有少量分泌物以保持湿润，称为白带。白带异常通常是生殖道炎症的表现，主要表现为白带在颜色、性状、气味、数量几个方面的异常变化，常见于盆腔炎、宫颈炎、阴道炎等病。中医认为，白带异常以脾虚、肾虚和湿毒下注引起者较多。

 选用耳穴

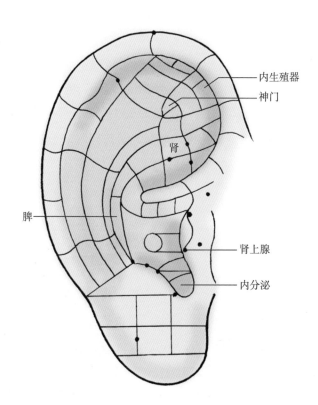

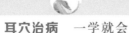
 方法：耳穴压丸法

Step 1 取穴

选取内生殖器、内分泌、肾上腺、神门、脾、肾耳穴。

Step 2 操作

在穴区内寻找敏感点，耳郭常规消毒后，对准耳穴敏感点压丸，实者（白带量多，色、质异常有臭者）采用对压强刺激手法；虚者（白带量多，色白、质清无臭者）则用轻揉按摩手法。每次贴一侧耳穴，隔 2 ~ 4 日换贴另一侧耳穴，两耳交替，10 次为 1 个疗程。每日自行按压耳穴 3 ~ 5 次。

 专家点评

内生殖器穴为相应部位取穴，故贴压内生殖器穴以疏通局部气血，改善炎症；内分泌穴可调节人体内分泌紊乱，与肾上腺穴、神门穴合用可清热、消炎、止痛；白带异常的治疗以祛湿为主，故取脾穴以健脾利湿；肾穴为强壮穴，可增强人体抵抗力。上述耳穴合用，可健脾补肾，清热利湿，止带。

贴心提示

1. 保持外阴清洁，应每天换一次内裤，换洗内裤最好放在阳光下晾晒。

2. 避免大量使用阴道清洗液及长期使用卫生护垫。

3. 注意经期卫生，性生活要有节制，性生活前后双方要注意清洗下身。

4. 积极参加体育锻炼，增强体质。

5. 可配合药膳进行治疗——冰糖炖冬瓜子（将冬瓜子 90 克捣烂，加入冰糖 90 克，开水炖服，早、晚各服 1 次，适用于白带过多者）。

功能性子宫出血

　　功能性子宫出血是一种常见的妇科疾病，主要表现为不规则的子宫出血，月经周期紊乱，出血时间延长，经血量多，甚至大量出血或淋漓不止。中医认为，功能性子宫出血是由于冲任损伤，不能制约经血，以致子宫异常出血。

 选用耳穴

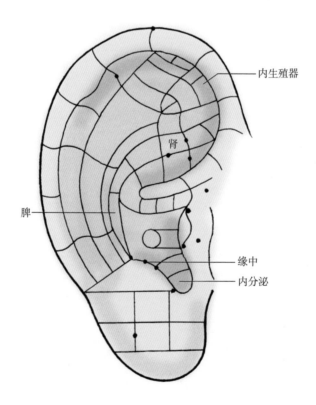

内生殖器

肾

脾

缘中

内分泌

方法：耳穴压丸法

 取穴

选取内生殖器、内分泌、缘中、脾、肾耳穴。

Step 2 操作

在穴区内寻找敏感点，耳郭常规消毒后，对准耳穴敏感点压丸，脾肾亏虚者（可伴见气短神疲或腰膝酸软等症状）采用轻揉按摩手法，其余用对压强刺激手法。每次贴一侧耳穴，隔 2～4 日换贴另一侧耳穴，两耳交替。每日自行按压耳穴 3～5 次。本法多用于出血症状控制或缓解后的巩固治疗。

专家点评

内生殖器穴为相应部位取穴，故贴压内生殖器穴以调理冲任，制约子宫异常出血；内分泌、缘中两穴可调节神经系统和内分泌系统功能；脾主统血、健运化，肾为先天之本，主管生殖功能，故取脾、肾两穴以补肾健脾，增强统摄气血的作用。诸穴配伍，可调理冲任，固摄经血。

贴心提示

1. 饮食宜清淡，多食富含维生素 C 的新鲜瓜果、蔬菜，忌食寒凉及刺激性食品。

2. 经量过多、经期延长者会引起贫血，故应注意补充蛋白质和富含铁的食物，如牛奶、鸡蛋、瘦肉、猪肝、海带、紫菜、黄豆、菠菜、番茄、杏、枣等。

3. 生活要有规律，注意休息，不熬夜，避免过度劳累。

4. 可配合药膳进行治疗——乌梅膏（将乌梅 1500 克加水 3000 毫升，用炭火煎熬，待水分蒸发至一半，再加水至原量，煎浓，用干净纱布滤去渣，装瓶待用，服用时加白糖调味，每次取 5～10 毫升，开水冲服，日服 3 次）。

子宫脱垂

　　子宫脱垂是指子宫下垂到阴道中，严重者可全部脱出于阴道口以外，常伴有小腹下坠感、腰酸、尿频、乏力等症状。中医认为，子宫脱垂是由于气虚下陷或肾虚不固致胞络损伤，不能提摄子宫所致。

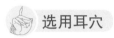 选用耳穴

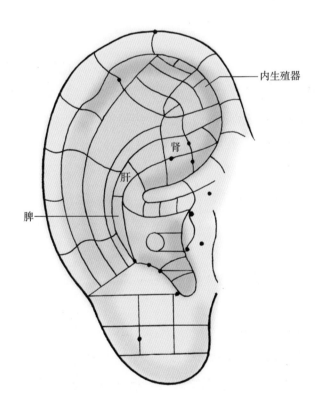

方法：耳穴压丸法

 取穴

选取内生殖器、皮质下、肝、脾、肾耳穴。

Step 2 操作

在穴区内寻找敏感点，耳郭常规消毒后，对准耳穴敏感点压丸，除内生殖器穴、皮质下穴采用对压强刺激手法外，其余耳穴用轻揉按摩手法。每次贴一侧耳穴，隔 2 ~ 4 日换贴另一侧耳穴，两耳交替，10 次为 1 个疗程。每日自行按压耳穴 3 ~ 5 次，边按压，边做提肛动作。

专家点评

内生殖器穴为相应部位取穴，故贴压内生殖器穴以使脱出的子宫回复正常位置；皮质下穴为治疗内脏下垂的经验穴；肝主筋，脾主肌肉，故取肝、脾两穴以养肝健脾，濡养筋肉，从而恢复子宫支持组织弹性；肾穴为强壮穴，可调补肾气，升提子宫。诸穴相配，可补气益肾，改善子宫脱垂。

贴心提示

1.治疗期间，应避免负重，坚持做提肛肌锻炼，每日 1 次，每次 10 ~ 15 分钟。

2.产后 3 个月内要注意充分休息，不做久蹲、久担、久提等重体力劳动。

3.哺乳期不应超过 2 年，以免子宫及其支持组织萎缩。

4.积极防治慢性咳嗽、习惯性便秘、慢性腹泻等疾病，加强营养，增强体质。

5.可配合药膳进行治疗——升芪炖母鸡（将升麻 9 克、黄芪 15 克纳入 1 只母鸡腹内，加少量水和调味品，隔水蒸至熟烂，吃肉喝汤，分两次食用）。

经前期紧张综合征

经前期紧张综合征是指在月经期前出现的一系列症状，如精神紧张、烦躁易怒、失眠、头痛、乳房胀痛、腹泻、全身浮肿等，随月经来潮后消失。中医认为，经前期紧张综合征是由于经血汇聚于冲任血海，以致全身阴血相对不足，脏腑功能发生紊乱。

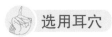 选用耳穴

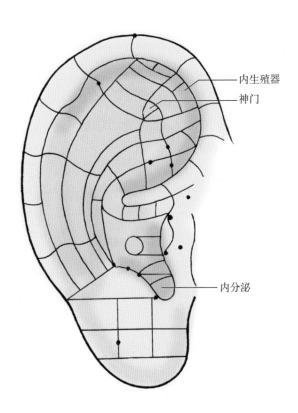

内生殖器
神门
内分泌

方法：耳穴压丸法

Step 1 取穴

选取内生殖器、内分泌、皮质下、神门耳穴。

Step 2 操作

在穴区内寻找敏感点，耳郭常规消毒后，对准耳穴敏感点压丸，采用点压手法，以略感胀痛为宜。每次贴一侧耳穴，隔 2～4 日换贴另一侧耳穴，两耳交替，于月经前 7～10 天开始治疗，直至月经来潮。每日自行按压耳穴 3～5 次。

专家点评

研究认为，经前期紧张综合征与周期性性激素水平失调和精神因素有关，故贴压内生殖器、内分泌两穴以调节内分泌功能，使雌、孕激素的分泌水平趋于均衡状态；皮质下穴可调节紊乱的大脑皮层功能，与神门穴合用可镇静安神，减轻精神症状，稳定情绪。诸穴合用，可调理气血，镇静安神。

贴心提示

1. 注意保持足够维生素和微量元素的摄入，如维生素 B_6、维生素 E，增加碳水化合物，减少糖、盐、咖啡因及酒的摄入。

2. 保持乐观、自信的态度，放松心情，避免情绪波动。

3. 注意劳逸结合，不熬夜，保证充足睡眠。

4. 加强运动锻炼，如慢跑、游泳、骑自行车等。

5. 可配合药膳进行治疗——益母佛手鸡蛋汤（将益母草 30 克、佛手 6 克水煎取汁，再放入芹菜 250 克、鸡蛋 1 个，煮至蛋熟即可，适用于经前头痛、乳房胀痛、急躁易怒者）。

产后乳汁不足

产后乳汁不足是指产后没有乳汁分泌或分泌乳量过少，不能喂哺婴儿或满足婴儿需要。中医认为，产后乳汁不足分为虚、实两证。虚者因身体虚弱、气血亏虚、乳汁化生不足所致，多伴见乳房柔软、无胀感；实者因肝郁气滞、乳汁运行受阻所致，多伴见乳房胀满而痛。

 选用耳穴

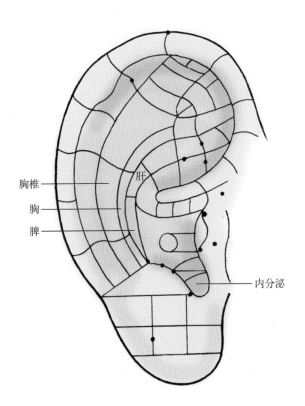

方法：耳穴压丸法

 取穴

选取胸、胸椎、内分泌、脾、肝耳穴。

Step 2 操作

在穴区内寻找敏感点，耳郭常规消毒后，对准耳穴敏感点压丸，虚者不取肝穴，采用轻揉按摩手法，以有酸重或轻微胀痛感为度；实者不取脾穴，用对压强刺激手法，以感明显胀痛、发热为宜。每次贴一侧耳穴，隔 2～4 日换贴另一侧耳穴，两耳交替，直至乳汁分泌能够满足婴儿需要。每日自行按压耳穴 3～5 次。

专家点评

胸穴、胸椎穴为相应部位取穴，故贴压胸、胸椎两穴以调节乳汁分泌；内分泌穴可调节内分泌紊乱，促进催乳素分泌；虚者取脾穴以健运脾胃，益气补血，促进乳汁生成；实者取肝穴以疏肝解郁，宽胸理气而通乳。诸穴配伍，可调补气血，疏肝解郁，从而调节乳汁分泌。

贴心提示

1. 适当增加富含蛋白质食物的摄入，如瘦肉类、蛋类等，尤其是要多吃促进乳汁分泌的食品，如鸡汤、猪蹄汤、鲫鱼汤等，多吃新鲜蔬菜和水果。

2. 保证充足睡眠，多晒太阳，多呼吸新鲜空气，起居、饮食要有规律。

3. 生活节奏不要过于紧张，保持精神愉快，消除各种忧虑。

4. 养成定时哺乳的习惯，每次哺乳一定要把乳房吸空。

5. 可配合药膳进行治疗——猪蹄通草汤（将猪蹄 2 个、通草 15 克放入锅中，加水 1500 毫升，煮至猪蹄熟烂即可，适用于产妇肝郁气滞型少乳或无乳）。

产后尿潴留

产后尿潴留是产后常见的并发症之一，多见于初产妇，是指产后6～8小时膀胱胀满而尿液不能自行排出，或排尿不畅致尿液不能排净。中医认为，产后尿潴留是由于膀胱气化功能失职所致，多与肺、肾两脏气虚有关。

选用耳穴

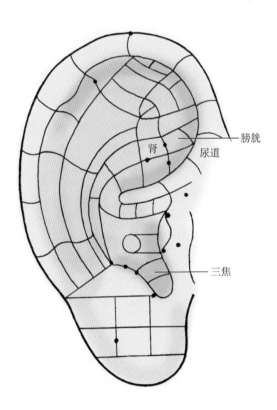

膀胱

肾　　尿道

三焦

方法 1：耳穴按摩法

Step 1 取穴

选取膀胱穴。

Step 2 操作

在膀胱穴区域内寻找敏感点，用火柴棍或牙签钝头或食指的指甲尖，按压或掐住耳穴敏感点数分钟，以能忍受酸、麻、胀、痛感为度，一日数次，直至尿液自行排出或排净。

方法 2：耳穴压丸法

Step 1 取穴

选取膀胱、尿道、三焦、肾耳穴。

Step 2 操作

在穴区内寻找敏感点，耳郭常规消毒后，对准耳穴敏感点压丸，采用轻揉按摩手法，以有酸重或轻微胀痛为宜。患者应经常自行按压耳穴，直至尿液自行排出或排净。

专家点评

膀胱穴、尿道穴为相应部位取穴，故贴压膀胱、尿道两穴以调节膀胱气化功能，促使尿液自行排出或排净；三焦穴可通调水道；肾穴为强壮穴，可调补肾气，有助于增强膀胱气化功能。诸穴相配，可恢复正常膀胱气化功能，使小便自利。

贴心提示

1. 鼓励产妇多饮水，产后 2 ~ 4 小时内应协助、督促产妇及时排尿，避免因膀胱过度充盈而引起尿潴留。

2. 消除产妇对排尿引起伤口疼痛的顾虑，对不习惯在床上排尿者，应鼓励下床排尿。

3. 可采用诱导排尿法促使排尿，如听流水声、温水冲洗尿道口、热敷小腹部等。

4. 孕期应多做运动，加强腹肌及提肛肌锻炼，可在一定程度上减少产后尿潴留的发生。

5. 可配合药膳进行治疗——益智桑螵炖猪脬（将益智仁 30 克、桑螵蛸 15 克用纱布包好，与猪脬 1 个同放入砂锅内炖熟，弃药包，加入调料即可，每日 1 剂）。

更年期综合征

更年期综合征多见于妇女绝经期前后，表现为以植物神经功能紊乱为主的一系列症状，如面色潮红、心悸、失眠、乏力、情绪不稳定、注意力不集中等。中医认为，更年期综合征主要是由于肾气衰退、阴阳失调所致。

 选用耳穴

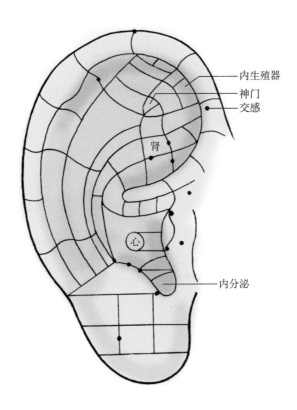

方法：耳穴压丸法

Step 1 取穴

选取内分泌、内生殖器、肾、交感、神门、心、皮质下耳穴。

Step 2 操作

在穴区内寻找敏感点，耳郭常规消毒后，对准耳穴敏感点压丸，采用点压手法，以略感胀痛为宜。每次贴一侧耳穴，隔 2 ～ 4 日换贴另一侧耳穴，两耳交替，15 次为 1 个疗程。每日自行按压耳穴 3 ～ 5 次。

专家点评

内分泌穴、内生殖器穴可调节内分泌紊乱，促使性激素分泌正常；肾穴为强壮穴，可调补肾气；交感穴可调节植物神经功能紊乱，帮助改善症状；神门、心、皮质下三穴合用，可镇静、宁心、安神。诸穴合用，可补肾气、调阴阳，改善症状，使患者平稳渡过更年期。

贴心提示

1. 保持情绪稳定，陶冶情操，遇事不烦、不急、不怒，切不可焦虑不安。

2. 饮食宜清淡，适当限制高脂肪及糖类食物，不吸烟，不喝酒，多吃富含蛋白质的食物及瓜果、蔬菜等。

3. 生活要有规律，劳逸适度，保证充足睡眠，但不宜过多卧床休息，并要节制性生活。

4. 参加一些有益的文体活动和体育锻炼，如唱歌、练气功、打太极拳等。

5. 可配合药膳进行治疗——莲子百合粥（将莲子、百合、粳米各 30 克一同熬煮成粥，每日早、晚各服 1 次，适用于更年期心悸、失眠、健忘、乏力、皮肤粗糙者）。

悄然解决男人"不能说的痛"

前列腺增生

前列腺增生，又称前列腺肥大，多见于 50 岁以上的中老年男性，主要表现为尿频、尿急、夜尿次数增多、排尿困难、尿失禁、血尿、尿潴留等。中医认为，前列腺增生多因年老体衰，或久病虚弱，或劳累过度，引起脾肾亏虚，以致小便失常。

选用耳穴

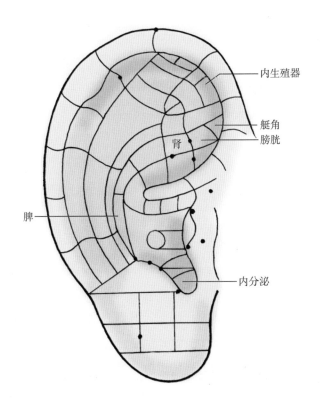

内生殖器

艇角
膀胱

肾

脾

内分泌

方法：耳穴压丸法

Step 1 取穴

选取艇角、内分泌、内生殖器、膀胱、脾、肾耳穴。

Step 2 操作

在穴区内寻找敏感点，耳郭常规消毒后，对准耳穴敏感点压丸，采用轻揉按摩手法，以有酸重或轻微胀痛感为宜。每次贴一侧耳穴，隔 2 ~ 4 日换贴另一侧耳穴，两耳交替，10 次为 1 个疗程。每日自行按压耳穴 3 ~ 5 次。

专家点评

艇角穴为治疗前列腺疾病的经验穴；内分泌穴、内生殖器穴可调节内分泌紊乱，调节性激素代谢；膀胱穴是相应部位取穴，故贴压膀胱穴以疏利膀胱气机，通利小便；本病主要发病机理是脾肾亏虚，故取脾、肾两穴以健脾补肾。诸穴配伍，可调理局部经络、气血，通利小便。

贴心提示

1. 注意防寒保暖，预防感冒和上呼吸道感染等疾病。

2. 饮食宜清淡，多吃新鲜蔬菜、水果，戒烟、少酒，少吃辛辣食品。

3. 避免久坐、过劳，适当参加文体活动及体育锻炼等。

4. 多饮水，不憋尿，保持大便通畅，避免性生活过度。

5. 可配合药膳进行治疗——瞿麦黄瓜汤（将黄瓜 1 个切片待用，先煎瞿麦 10 克，去渣取汁，重新煮沸后加入黄瓜片，再加调料，待温食用，具有利尿之功效）。

阳痿

阳痿是指男性阴茎勃起功能障碍，表现为在有性欲要求时，阴茎不能勃起，或能勃起但不坚硬，以致不能进行正常性生活。中医认为，阳痿的病位在肾，多由于肾阳衰微，以致阴茎萎软、勃起困难。

 选用耳穴

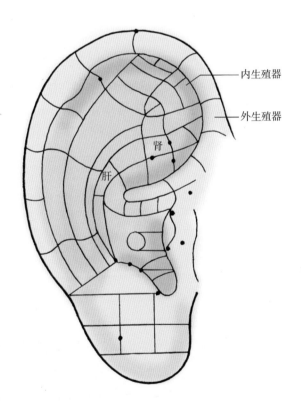

方法：耳穴压丸法

Step 1 取穴

选取内生殖器、外生殖器、皮质下、肾、肝耳穴。

Step 2 操作

在穴区内寻找敏感点，耳郭常规消毒后，对准耳穴敏感点压丸，若阳痿伴见小便短赤、下肢酸困等症状，采用对压强刺激手法，其余用轻揉按摩手法。每次贴一侧耳穴，隔 2 ~ 4 日换贴另一侧耳穴，两耳交替，10 次为 1 个疗程。每日自行按压耳穴 3 ~ 5 次。

专家点评

内生殖器穴、外生殖器穴为相应部位取穴，故贴压内生殖器、外生殖器两穴以调理局部经络、气血，调节紊乱的生殖器功能；皮质下穴可调节高级神经中枢功能，解除引起阳痿的精神心理因素；肾穴可补肾壮阳；肝主筋，阴器又为宗筋所聚，故取肝穴以滋养肝筋，强壮阴器。诸穴相配，可补肾壮阳，调节生殖器功能，恢复阴茎正常勃起。

贴心提示

1. 戒除手淫等不良习惯，性生活要有节制，不过频。

2. 宜进食壮阳食物，如麻雀、狗肉、海马、羊肾、乌龟、鹌鹑蛋、海参、韭菜、生姜等，禁食肥腻、过甜、过咸食物，不酗酒。

3. 保持开朗乐观的心情，适时缓解压力、消除焦虑，避免劳神、劳力过度，注意休息。

4. 积极从事体育锻炼，以增强体质，提高抗病能力。

5. 可配合药膳进行治疗——羊肾韭菜粥（将羊肾 1 对、羊肉 100 克、枸杞子 30 克、粳米 100 克放入锅中，加水适量，文火熬煮，待快煮开时放入韭菜 150 克，滚沸后出锅即可）。

遗　精

遗精是指在无性交的情况下发生的射精。一般健康男性每月遗精 1 ～ 3 次属于正常的生理现象。若一周遗精数次或一夜数次，同时伴有精神萎靡、腰膝酸软、头晕、乏力等症状，则属病态。中医认为，遗精的病位在肾，其基本病理变化是肾虚精脱。

 选用耳穴

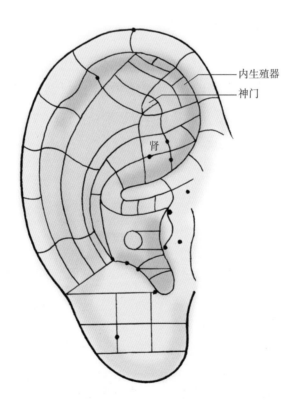

内生殖器
神门
肾

方法：耳穴压丸法

 取穴

选取内生殖器、肾、皮质下、神门耳穴。

step 2 操作

在穴区内寻找敏感点，耳郭常规消毒后，对准耳穴敏感点压丸，若频繁遗精并伴见小便短赤、口苦、大便溏臭等症状，采用对压强刺激手法，其余用轻揉按摩手法。每次贴一侧耳穴，隔 2 ～ 4 日换贴另一侧耳穴，两耳交替，10 次为 1 个疗程。每日自行按压耳穴 3 ～ 5 次。

专家点评

内生殖器穴为相应部位取穴，故贴压内生殖器穴以调理局部经络、气血，固摄精液；本病的主要病机是肾失封藏、精关不固，故取肾穴以补肾固精；皮质下穴可调节高级神经中枢功能，消除精神心理因素，与神门穴合用可镇静安神。诸穴合用，可调补肾气，摄精止遗。

贴心提示

1. 正确对待遗精，不要把生理现象视为病态，从而增加精神负担，自寻烦恼。

2. 不看色情书画、录像、电影、电视，节制性欲，戒除手淫；睡时宜屈膝侧卧位，被褥不宜过厚，内裤不宜过紧。

3. 少吃辛辣刺激性食物，如烟、酒、咖啡、葱、蒜、辣椒等。

4. 不过度疲劳，注意休息，适当参加体育锻炼和文娱活动。

5. 可配合药膳进行治疗——韭菜子粥（将韭菜子 15 克用文火炒熟，与大米 50 克同入砂锅内，加水适量，慢火煮至米开粥稠即可，适用于肾阳虚弱所致的遗精）。

早　泄

　　早泄是指性交活动中，男子性器官尚未接触或者刚接触女子性器官时，便发生射精，以致影响男女双方满足感，甚至影响生育。中医认为，早泄以虚证为多，造成早泄的主要原因是肝肾亏虚。

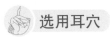 **选用耳穴**

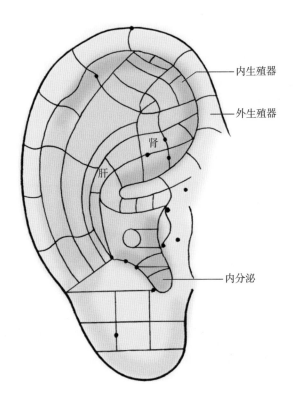

内生殖器

外生殖器

肾

肝

内分泌

方法：耳穴压丸法

 取穴

选取内生殖器、外生殖器、皮质下、内分泌、肾、肝耳穴。

 操作

在穴区内寻找敏感点，耳郭常规消毒后，对准耳穴敏感点压丸，若早泄伴见尿频、尿赤、淋漓涩痛等症状，采用对压强刺激手法，其余用轻揉按摩手法。每次贴一侧耳穴，隔2～4日换贴另一侧耳穴，两耳交替，10次为1个疗程。每日自行按压耳穴3～5次。

 专家点评

内生殖器穴、外生殖器穴为相应部位取穴，故贴压内生殖器、外生殖器两穴以调节生殖器功能，延长性交时间；皮质下穴可调节高级神经中枢功能，消除精神心理因素；内分泌穴可调节内分泌功能；早泄与肾、肝有关，故取肾、肝两穴以调肝补肾，使精液藏泄正常。诸穴相配，可调理局部经络、气血，恢复正常生殖器功能，避免早泄。

 贴心提示

1. 女方要体贴、安慰，切勿埋怨、责怪，缓解男方紧张心理，帮助其树立信心。

2. 禁止手淫，节制性欲，不在疲劳后性交，也不勉强性交。

3. 采用避孕套进行性交，可降低龟头的敏感度，有效延迟性交射精时间，避免早泄。

4. 生活起居要有规律，保证充足睡眠，进行适当的文体活动。

5. 可配合药膳进行治疗——断仲煲猪尾（将川续断、杜仲各15克，猪尾2条放入砂锅中，加入清水，大火煮沸，文火炖烂，再加少许调料，即可食用）。

不 育

　　男性不育，又称男性生育力低下，是指夫妇婚后同居两年以上，未采取避孕措施，由于男方原因造成女方不孕者。中医认为，男性不育与肾、脾及任脉、冲脉的元气、精血不足有关。

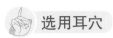 选用耳穴

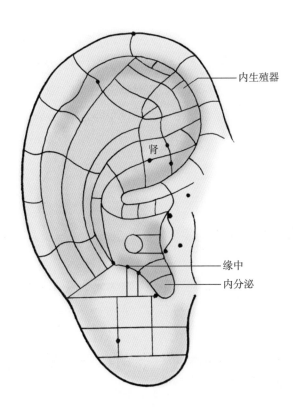

内生殖器

肾

缘中

内分泌

方法：耳穴压丸法

 取穴

选取内生殖器、缘中、内分泌、皮质下、肾耳穴。

Step 2 操作

在穴区内寻找敏感点，耳郭常规消毒后，对准耳穴敏感点压丸，采用点压手法，以略感胀痛为宜。每次贴一侧耳穴，隔2～4日换贴另一侧耳穴，两耳交替，10次为1个疗程。每日自行按压耳穴3～5次。

专家点评

内生殖器穴为相应部位取穴，故贴压内生殖器穴以调理局部经络、气血，恢复男性正常生育能力；内分泌穴可调节内分泌功能，皮质下穴可调节高级神经中枢功能，与缘中穴合用可共同调节下丘脑－垂体－睾丸轴；肾藏精，主生殖，故取肾穴以补肾强精。诸穴相配，可补肾强精，促进生殖功能，有效治疗男性不育。

贴心提示

1. 要积极预防各种危害男性生育力的传染病，如流行性腮腺炎、性传播疾病等。

2. 避免长时间骑自行车、泡热水澡、穿紧身裤，以免睾丸受损。

3. 戒烟、戒酒，不吃油腻、辛辣食品，多吃动物内脏及富含精氨酸、钙、锌食品。

4. 切忌急躁，夫妇双方应密切配合，监测妻子的排卵期，在排卵期前后适当增加性生活次数，增加受孕机会。

5. 可配合药膳进行治疗——巴戟淫羊藿煲鹿鞭（将鹿鞭1对，巴戟天、淫羊藿各15克放入砂锅中，加入清水，煲至鹿鞭烂熟即可，本品可补肾健脾，用于精子活动力差所致的男性不育）。

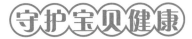

守护宝贝健康

小儿疳积

疳积是以面黄肌瘦、毛发焦枯、食欲不振、腹部膨胀、精神萎靡为特征的一种慢性疾病，多见于 1 ～ 5 岁儿童。中医认为，疳积多由于喂养不当，或受多种疾病影响，以致脾胃受损，运化失常，脏腑肢体缺乏濡养而成。

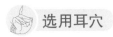 **选用耳穴**

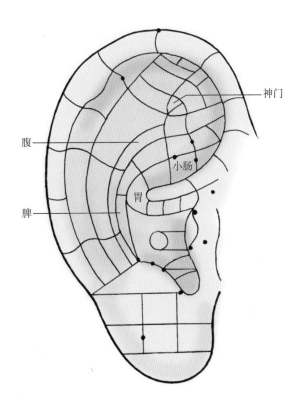

方法1：耳穴按摩法

Step 1 取穴

选取脾、胃耳穴。

Step 2 操作

在脾、胃穴区域内寻找敏感点，用食指的指甲尖直接按压患儿两穴，以患儿感到适宜为佳，按压时可感受到患儿耳部发红、发热，反复如此，时间约 5 ~ 10 分钟。

方法2：耳穴压丸法

Step 1 取穴

选取脾、胃、小肠、腹、神门耳穴。

Step 2 操作

在穴区内寻找敏感点，耳郭常规消毒后，对准耳穴敏感点压丸，采用轻揉按摩手法，以患儿耳部发红、发热、轻微胀痛为宜。每次贴一侧耳穴，隔 2 ~ 4 日换贴另一侧耳穴，两耳交替，直至症状消失。每日按压患儿耳穴 3 ~ 5 次。

专家点评

疳积的主要发病机理是脾胃受损、运化失常，故贴压脾、胃两穴为治本之法，可调理脾胃，消食化滞；小肠穴、腹穴为相应部位取穴，故取小肠、腹两穴以调节局部气血、经络，促进小肠的消化、吸收功能；神门穴可镇静安神，帮助缓解患儿烦躁爱哭、睡眠不安的症状。诸穴配伍，可改善肠胃消化、吸收功能，促进小儿生长、发育。

贴心提示

1. 小儿饮食须定时定量，不宜过饥过饱或过食油腻，应遵循先稀后干、先素后荤、先少后多、先软后硬的原则，营养搭配合理。

2. 患儿应少吃豆类制品、麦类制品、糕饼及花生、瓜子、冷饮、巧克力等，以免胀气。

3. 在治疗过程中，可配合捏脊疗法，以提高疗效。

4. 保证充足睡眠，经常户外活动，多晒太阳，以增强体质。

5. 可配合药膳进行治疗——消食化积粥（将莲子、芡实、炒麦芽、扁豆各 15 克，焦山楂 10 克，神曲 6 克，共放入锅内，加水适量，煎煮 30 分钟后去渣，再加入粳米 15 克熬粥，待粥成加白糖少许即可）。

小儿腹泻

小儿腹泻是以大便次数增多、粪质稀薄或如水样为特点的一种病症，多发于夏、秋季节，以 2 岁以下婴幼儿多见。中医认为，小儿腹泻的原因以感受外邪、内伤乳食、脾胃虚弱为主，其主要病变在于脾、胃。

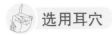 选用耳穴

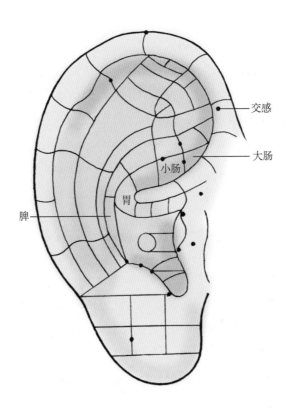

方法：耳穴压丸法

Step 1 取穴

选取大肠、小肠、脾、胃、交感耳穴。

Step 2 操作

在穴区内寻找敏感点，耳郭常规消毒后，对准耳穴敏感点压丸，采用轻揉按摩手法，以患儿耳部发红、发热、轻微胀痛为宜。每次贴一侧耳穴，隔 2～4 日换贴另一侧耳穴，两耳交替，直至症状消失。每日按压患儿耳穴 3～5 次。

 专家点评

大肠穴、小肠穴为相应部位取穴，故贴压大肠、小肠两穴以调节肠道的吸收和排泄功能；本病以脾胃虚弱为主，故取脾、胃两穴以健脾、和胃、止泻；胃肠功能属植物神经控制，故取交感穴以调节植物神经功能，进而调节胃肠功能。诸穴相配，可调节胃肠功能而止泻。

 贴心提示

1. 患儿应多补充水分，特别是营养丰富的流质或半流质饮食，如米粥、面条、牛奶等。

2. 注意勤换尿布，每次大便后用温水冲洗臀部，然后上滑石粉以保持干燥。

3. 提倡母乳喂养，喂养要定时定量，增添辅食不宜太快、太多，适时断奶，且要注意饮食卫生。

4. 气候变化时要避免过热或受凉，居室要通风，平时应加强户外活动。

5. 可配合药膳进行治疗——胡萝卜泥（将适量胡萝卜洗净切碎，加水煮烂，取出，捣成糊状。食用时，每100毫升煮胡萝卜的水中加入 5～10 克胡萝卜泥）。

小儿夜啼

小儿夜啼多见于 1 岁以内的婴幼儿，是以经常在夜间啼哭吵闹，或每夜定时啼哭，甚则通宵达旦，但白天如常为主要表现的一种病症。中医认为，小儿夜啼多为脾脏受寒、心经有热或遭受惊吓所致。

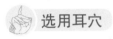 **选用耳穴**

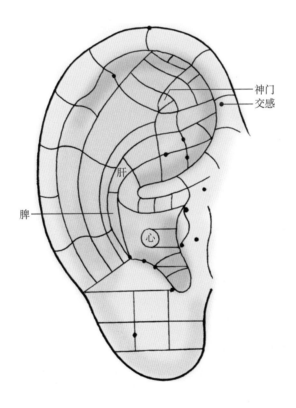

方法：耳穴压丸法

Step 1 取穴

选取脾、心、肝、神门、交感耳穴。

Step 2 操作

在穴区内寻找敏感点，耳郭常规消毒后，对准耳穴敏感点压丸，采用轻揉按摩手法，以患儿耳部发红、发热、轻微胀痛为宜。每次贴一侧耳穴，隔2日换贴另一侧耳穴，两耳交替，5～7次为1个疗程。每日按压患儿耳穴3～5次。

专家点评

小儿夜啼与脾、心、肝三脏有关，故贴压脾、心、肝三穴以疏肝健脾、清心安神；神门穴为镇静安神要穴；交感穴可调节植物神经功能，有助于缓解小儿吵闹不安的症状。诸穴合用，可健脾益气，清心安神，使婴儿安稳入睡。

贴心提示

1.妊娠期应注意饮食清淡，营养均衡，不过食寒凉、燥热之品；哺乳期也要少吃辛辣肥腻、不易消化的食物。

2.白天尽量不要让孩子睡得太多，临睡前让孩子解净小便，夜间少喂奶。

3.睡前不要让孩子过度兴奋，不要训斥、打骂孩子，尽量避免孩子受到惊吓。

4.卧室内要安静，温度适宜，通风良好，被褥铺平，并养成睡觉熄灯的习惯。

5.可配合药膳进行治疗——冰糖百合饮（将百合30克、冰糖适量放入锅中，加入适量清水，煮熟即可，本品可宁心安神，适用于小儿夜眠不安、惊惕易醒）。

小儿遗尿

　　小儿遗尿，俗称"尿床"，是指3周岁以上的小儿睡眠中小便自遗、醒后方觉的一种病症，轻者数夜一次，重者可一夜数次，还常伴有睡眠沉实、不易唤醒等症状。中医认为，小儿遗尿多由于先天禀赋不足、肾气亏虚、膀胱不固所致。

选用耳穴

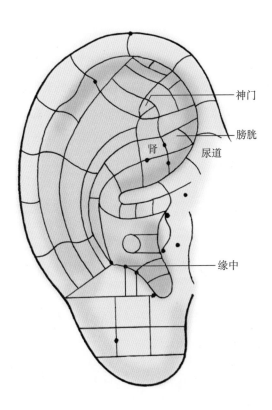

方法：耳穴压丸法

Step 1 取穴

选取神门、缘中、肾、膀胱、尿道耳穴。

Step 2 操作

在穴区内寻找敏感点，耳郭常规消毒后，对准耳穴敏感点压丸，采用轻揉按摩手法，以患儿耳部发红、发热、轻微胀痛为宜。每次贴一侧耳穴，隔 2 ～ 4 日换贴另一侧耳穴，两耳交替，5 次为 1 个疗程。每日按压患儿耳穴 3 ～ 5 次，晚上睡觉前最好按压 1 次。

 专家点评

神门穴具有镇静安神的作用，能调节大脑皮质兴奋与抑制的平衡，缘中穴以往称为"遗尿点"，是治疗遗尿的要穴，故贴压神门、缘中两穴以调节大脑皮层功能，使排尿反射恢复正常；肾穴为强壮穴，可补益肾气，为治本之法；膀胱穴、尿道穴为相应部位取穴，可增强膀胱气化功能，具有调节贮藏、排泄尿液的作用。诸穴配伍，可补肾益气，遗尿自止。

贴心提示

1. 晚饭后避免饮水，少吃西瓜等含水量多又利尿的水果，养成睡前排空小便的习惯。

2. 白天避免过度兴奋或剧烈运动，并最好睡 1 ～ 2 小时，以防夜间睡眠过深。

3. 父母要培养孩子自觉起床小便的习惯。

4. 父母应多劝慰、鼓励孩子，少斥责、惩罚，以减轻孩子心理负担，帮助其树立信心。

5. 可配合药膳进行治疗——附片肉桂煲猪肚（将猪肚 1 个、制附片 10 克、胡椒 5 克、肉桂 10 克一同放入锅内，加入适量清水，煲至猪肚烂熟，再加入少许调味品，即可食用）。

小儿多动症

小儿多动症，又称注意力缺陷多动障碍，是最常见的儿童时期神经发育障碍性疾病，以注意障碍、冲动行为、容易分心及活动过度为主要特征。中医认为，先天禀赋不足，后天失养，导致脏腑功能失调，是小儿多动症发病的主要原因。

 选用耳穴

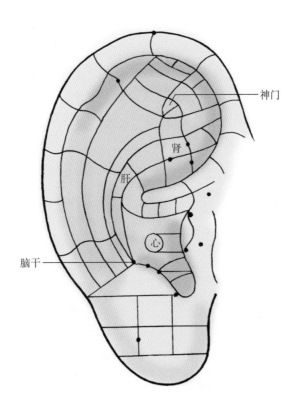

方法：耳穴压丸法

Step 1 取穴

选取脑干、皮质下、神门、心、肾、肝耳穴。

Step 2 操作

在穴区内寻找敏感点，耳郭常规消毒后，对准耳穴敏感点压丸，采用轻揉按摩手法，以患儿耳部发红、发热、轻微胀痛为宜。每次贴一侧耳穴，隔 2 ~ 4 日换贴另一侧耳穴，两耳交替，10 次为 1 个疗程。每日按压患儿耳穴 3 ~ 5 次。

专家点评

　　脑干穴可促进脑干网状结构上行激活系统神经递质的释放，皮质下穴可调节大脑皮层功能，神门穴能调节大脑皮质兴奋与抑制的平衡，故贴压脑干、皮质下、神门三穴以镇静安神、控制多动；本病多见肾阴不足、肝阳偏旺，故取肾、肝两穴以补益肝肾，滋水涵木；心主神明，故取心穴以养心安神。诸穴合用，可使人体阴阳平衡，动静协调。

贴心提示

　　1. 孕妇应注意陶冶性情，保持心情愉快，谨避寒暑，慎用药物。

　　2. 创造温馨和谐的家庭生活环境，使孩子在轻松愉快的心情中度过童年。

　　3. 尽量避免让孩子玩含铅的漆制玩具，尤其不能将这类玩具含在口中。

　　4. 饮食应选择高维生素、高蛋白和高磷脂的食品，不偏食、不挑食，荤素搭配，粗细同吃，避免辛辣油腻食品。

　　5. 可配合药膳进行治疗——百合甘麦红枣汤（将百合、甘草各 10 克，大麦 30 克，红枣 15 克，加水适量，煮水服，每日 1 次，可补益肝肾，滋阴潜阳）。

耳朵养生操

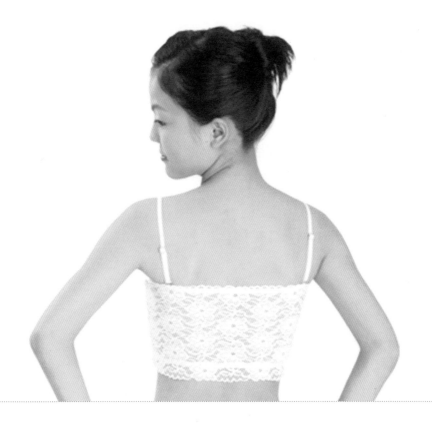

中医学认为，耳朵与脏腑、经络关系密切，认为"耳者，宗脉之所聚"，"一身之气贯于耳"。经常按摩耳朵，做耳朵养生操，可以促进血液循环，加快新陈代谢，调节人体各种机能，提高免疫力，防病治病，延年益寿。

1. 揉搓耳轮

用拇指、食指夹住耳轮，沿着耳轮上下来回按压和揉搓，至耳轮发红、发热，然后向外拉，重复上述动作 20 ~ 30 下，每天 2 ~ 3 次。本法具有强健肢体、健脑补肾的作用，可防治腰腿痛、颈椎病、阳痿、尿频、头痛、头昏等病症。

2. 提拉耳尖

用拇指、食指捏住耳朵上部尖端，向上提拉、揉捏，以耳尖处充血、发红为宜，重复上述动作 20 ~ 30 下，每天 2 ~ 3 次。本法具有降压退热、镇静止痛、清脑明目的作用，可防治高血压、失眠、咽喉炎和皮肤病。

3. 揉捏三角

将食指放入三角窝内，拇指置于三角窝对应的耳背部，或者两指对调亦可，揉捏 20 ~ 30 下，每天 2 ~ 3 次。本法具有滋阴补肾、降压平喘、镇静止痛的作用，可防治高血压、痛经、月经不调、阳痿、前列腺增生、哮喘、失眠等病症。

4. 掏刮耳窝

将食指或中指放入耳窝内，来回掏刮 20 ~ 30 下，每天 2 ~ 3 次。本法具有调和人体五脏六腑、强身健体的作用，可防治腹泻、便秘、冠心病、气管炎、肾炎、月经不调、阳痿、糖尿病等病症。

5. 转拔耳孔

将食指插入耳孔，来回旋转 3 圈后拔出，可听到"叭、叭"之声，重复上述动作 3 ~ 6 下，每天 2 ~ 3 次。本法具有醒神健脑、聪耳明目的作用，可防治耳鸣、耳聋、中耳炎、眩晕等病症。

6. 提捏耳屏

用拇指、食指捏住耳屏，来回挤捏，至耳屏发红、发热，然后向外提拉，重复上述动作3～5分钟，每天2～3次。本法具有提神醒脑、聪耳明目的作用，可防治糖尿病、肥胖、耳鸣、眩晕、鼻炎、鼻塞、咽炎、近视等病症。

7. 揉拉耳垂

用拇指、食指夹住耳垂，揉捏至耳垂发红、发热，然后向下拽拉耳垂、松手，重复上述动作20～30下，每天2～3次。本法具有聪耳明目、美容养颜的作用，可防治耳鸣、耳聋、近视、神经衰弱、头昏、痤疮等病症。

8. 掩耳击鼓

用手掌掩住耳朵，手指置于后脑勺，食指搭在中指上，然后滑落食指弹击脑后枕骨的凹陷处（即风池穴，与耳垂齐平），可听到"咚、咚"鸣响，如击鼓声，重复上述动作20～30下，每天2～3次。本法具有提神醒脑、聪耳明目、益肾止晕的作用，可防治耳鸣、眩晕、失眠、头痛、神经衰弱等病症。

9. 过头牵耳

将左手绕过头顶，用拇指、食指夹住耳尖向上牵拉右耳20～30下，然后换右手牵拉左耳，每天2～3次。本法具有聪耳明目、强身健脑的作用。

10. 扫擦双耳

用手掌从后面向前面扫擦耳朵，可听到"嚓、嚓"之声，每次20～30下，每天2～3次。本法具有强身健体、醒脑补肾的作用。

11. 按压双耳

用手掌掩住耳朵，向内耳方向轻轻按下、松手，重复上述动作20～30下，每天2～3次。本法具有益肾醒脑、聪耳明目的作用。

12. 搓摩全耳

将手掌摩擦发热后，先按摩耳朵正面，再向前反折按摩耳背，上下搓摩，重复上述动作20～30下，每天2～3次。本法具有疏通经络、调和气血、强身健体的作用。